血流を改善すれば全身がみるみる健康に

下肢静脈瘤・むくみ《かしじょうみゃくりゅう・むくみ》は自分で治せる!

慶友会つくば血管センター長
岩井武尚

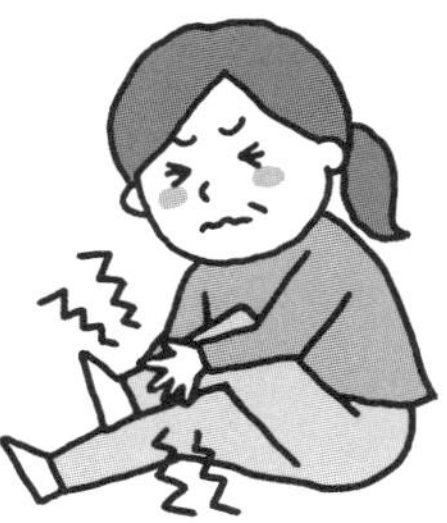

Gakken

はじめに

日本では、**10人に1人が悩んでいるといわれる下肢静脈瘤《かしじょうみゃくりゅう》。**しかし、患者数の多さに対して、正しい知識、診断、治療はまだまだ浸透しておらず、「下肢静脈瘤は、手術しなければ治らない」と思っている人が多いかもしれません。

ですが実際は、**下肢静脈瘤にはさまざまな段階や種類があり、すべてが手術対象ではありません。ほとんどの場合、自分で治すことができる**のです。

下肢静脈瘤とは、「静脈の流れに障害が起きて、脚の血液が心臓に戻りにくくなって溜まり、静脈に沿った形の瘤《こぶ》が出てくる病気」です。**「だるい、重い、かゆい」という初期症状から、「醜い、汚い、ひどい」という重度の状態まで何年もかけて進行して**いきます。

「瘤が恥ずかしくて、スカートが履けない」
「温泉やプールで人の目が気になる」
「病院で診察を受けたけれど、症状は気のせいだと言われた」
「夕方になると立っているのもつらい」
「私の脚は、この先どうなっていくのだろう」

このような悩みを抱えている方へ伝えたいのは、**下肢静脈瘤は自分で治せても、勝手に治ることはない**ということ。**放置しておけば、必ず悪化していきます**。悩みを解消するためには「自力」「他力」「知力」のすべてが必須で、そのうち「知力」となるのが本書なのです。

「知力」を補う前に、まず「自力」「他力」について説明しましょう。

人間の血液は、心臓の力で自動的に動脈へと押し出され、体内で役目を果たした後に、静脈を流れて心臓へ戻ります。しかし、心臓から遠く離れた脚まで下りた血液をもう一度心臓へ戻すには、心臓の力だけでは足りません。体内の静脈ポンプを動かさなければならないのです。この静脈ポンプの働きが「自力」です。

さて、ここで問題です。静脈ポンプはどこにあると思いますか？ 正解は、筋肉のあるところすべて。脚であれば、ふくらはぎが代表的ですが、**筋肉を動かせば、静脈の血液はスムーズに流れます。**言い換えれば、筋肉を動かさなければ、下肢静脈瘤などの静脈系のトラブルが始まり、最終的には全身がダメになるのです。

例えば、みなさんが名前を知っている**「エコノミークラス症候群」は、静脈トラブルで起きる病気のひとつ。**「死」が決して脅しではないことは、近年の大きな震災で車中泊の方が亡くなっているニュースからも分かりますよね。

そこで、本書では、無理なく効果的に筋肉を動かすコツ、激しい運動をしなくても「自力」を鍛えられる方法を紹介します。

立ち上がって両手をあげて深呼吸する。歩く。イスに座っているときに、足首を動かす。そんな日常の何気ない動作でも静脈ポンプが働きます。

ただし、静脈系のトラブルには、専門医にしか判断できない原因もあります。よく考えずに軽はずみな対処をしたせいで、死に至ることもあるということは絶対に忘れてはいけません。下肢静脈瘤の原因が、実は骨盤内に潜んでいたり、歯周病が危険因子のひとつになっていたりということもめずらしくないのです。

病気や細菌が原因となると、医師にしか治療はできません。20ページからのセルフチェックを行ったうえで、なお不安を感じる人は、専門医に正しく鑑別、診断してもらうという「他力」を用いることも大切です。

また、この本では、むくみについても詳しく書きます。というのは、むくみに悩んで病院を訪ねる人が非常に多く、**むくみの原因が血管・リンパの循環に由来している場合があり、下肢静脈瘤とは切っても切れない関係にある**からです。

隣り合って位置する静脈とリンパ。静脈の流れをスムーズにしようとすることが、むくみの解消にも役立ちます。一方、むくみを放っておくことが下肢静脈瘤を悪化させることもあります。

下肢静脈瘤やむくみの患者さんは、年齢が上がるほど増えていきます。むくみまで含めれば、現在、**日本では１０００万人以上の人が悩みを抱えている**のです。日本中の悩める人々に、正しい知識、セルフケアの方法、効果的な運動を知ってもらうのが、この本の目的です。

繰り返しますが、下肢静脈瘤・むくみは自分で治せます。けれど、勝手に治ることはありません。逃げず、隠さず、前向きに立ち向かわなければなりません。

つらい思いをしてきた数十年を取り戻すためのスタートラインは今、この瞬間です。さぁ、鏡を準備して、自分の脚を見ながら本書を読み進めてください。明るい未来への第一歩を踏み出しましょう。

慶友会つくば血管センター　センター長　岩井武尚

もくじ

第2章 下肢静脈瘤・むくみを自分で治す！ 新常識

第3章 多くの人を悩ませるむくみの正体とは？

第4章

正しい知識があれば下肢静脈瘤はこわくない

第5章 下肢静脈瘤・むくみの解消に役立つ日常生活のヒント

第6章 血管の専門医が教える注意すべき下肢静脈の病気

第7章

下肢静脈瘤の治療法&頼れる医師の見つけ方

第8章　下肢静脈瘤・むくみを克服した患者さんの喜びの声

第1章

自分で治すための症状チェック&簡単セルフケア

体のサインを無視して病気を悪化させていませんか

下肢静脈瘤《かしじょうみゃくりゅう》は、ゆっくり進行する病気です。しかし、診察に訪れる患者さんの多くは、**初期の段階で脚の違和感に気づいていたにもかかわらず何年も放置して症状を悪化させて**しまっています。なかには、**間違った診断のせいで放っておくしかなかった**という人もいますが、実際に多いのは**不快を感じても「自分はそういうもんだろう」と勝手に思い込んでしまう「もんだ症候群」**の人々です。

「この歳になれば脚はだるいもんだろう」「デスクワークだから脚はむくむもんだろう」「季節の変わり目だから脚はかゆいもんだろう」と思ってしまい体のサインを無視しているのです。

下肢静脈瘤には、生まれつきの素因や感染などの疑いがあるものの、大半の場合は、**早めに知識を身につけてセルフケアを始めれば、病気の進行を抑えることは可能**です。ただ、困ったことにこの「もんだ症候群」は当人に深刻な自覚がありません。そこで、まずは思い込みをすべて捨てて自分の状態を見直してほしいのです。

次のページからは**「下肢静脈瘤」「むくみ」「そのほかの病気」に関するチェックリスト**を用意しています。**該当する項目が多い人は、すでに初期段階もしくは予備軍である可能性が高い**方々です。すでに症状を自覚している人は、やはり該当する項目が多いはずです。

また、当てはまる項目があり、自分が下肢静脈瘤かもしれないと感じた人には、その後のページで**脚の状態をセルフチェックする方法**をお教えします。自分の目でむくみの状態、下肢静脈瘤があるかないかを診断してみてください。

「もんだ症候群」から抜け出して実際の状態を知ることが、下肢静脈瘤やむくみを自分で治す第一歩です。

日常の中に隠れたサインが！

下肢静脈瘤の危険度チェック

- □ 仕事などで、長時間立ち続けることが多い
- □ 足がむくむ、ときどきかゆい
- □ こむら返りがよく起こる
- □ 近親者に下肢静脈瘤になった人がいる
- □ 妊娠・出産を何度か経験している

危険度チェック

- □ イスに座りっぱなしでいることが多い
- □ 運動をする習慣がなく、体型も筋肉質ではない
- □ お風呂は、入浴せずシャワーで済ませることが多い
- □ 肩こりや頭痛に悩まされている

発症の可能性が高まります。

すでに症状を抱えているかもしれません。

このままの状態が続くと発症の可能性があるので要注意です。

生活習慣が大きく影響！

むくみの

□ 手足の冷えを感じる、冷え症である

□ あまり汗をかかない

□ 疲れや睡眠不足を感じることが多い

□ いつもストレスを抱えている

□ 脂っこい食事やスナック菓子、味の濃い料理が好き

□ 週に3回以上アルコールを飲む

▼

上記の項目に☑がつくほど、
たくさん☑がついた人は、
今はまだ症状がない人も、

こんなむくみにも要注意！

そのほかの病気の危険度チェック

□ がんの手術をした経験がある ↓ **リンパ浮腫《ふしゅ》**

□ 明らかに異常なほどむくんでいる ↓ **リンパ浮腫**

□ 左右のむくみの程度が違う ↓ **リンパ浮腫／深部《しんぶ》静脈《じょうみゃく》血栓症《けっせんしょう》**

□ 足に強い痛みとしびれがある ↓ **深部静脈血栓症**

むくみの症状チェック

1

☐ 太ももやお尻に
セルライトがある

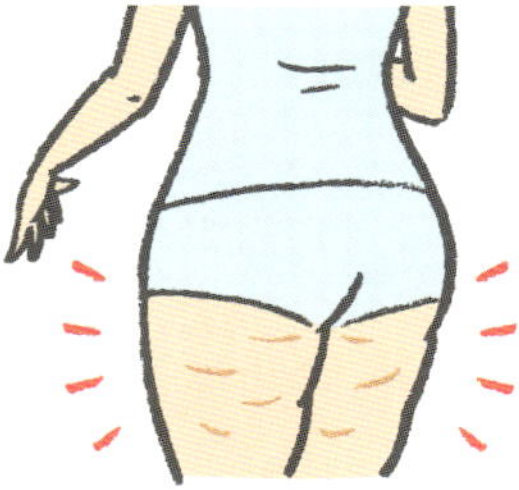

2

☐ 夕方になると
靴がきつく感じる

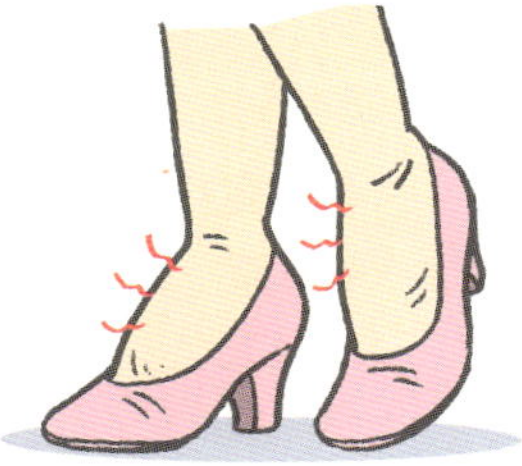

3

☐ アキレス腱が
くっきりと見えない

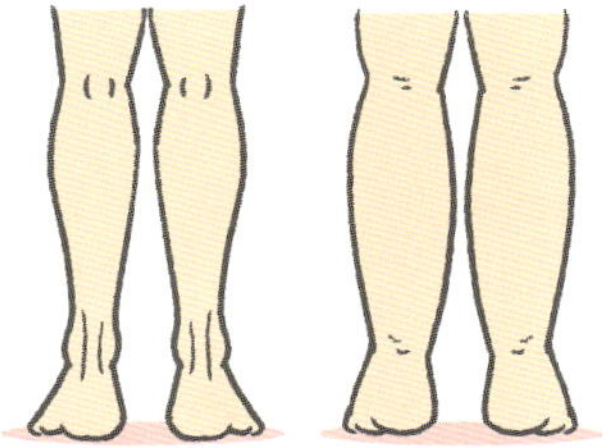

4

☑ 靴下のゴム跡が
なかなか消えない

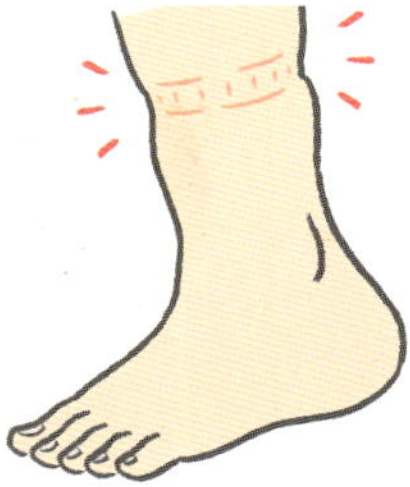

ちょっとした異変を見落としている場合も！

5

□ すねを指で強く押すと、凹んだ部分がすぐに戻らない

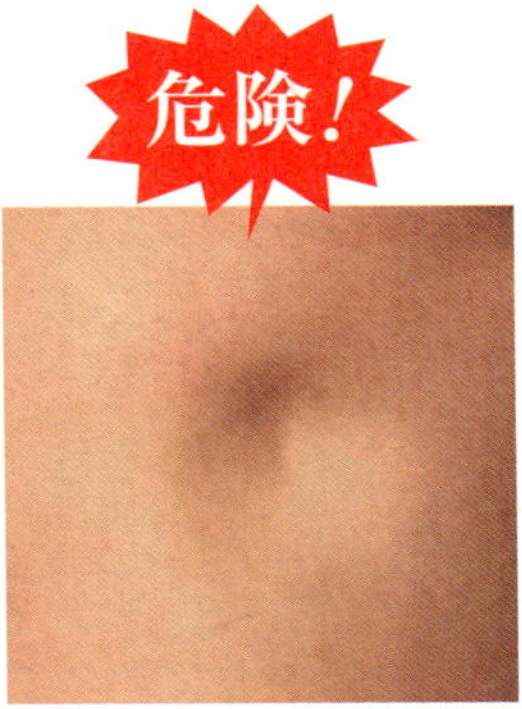

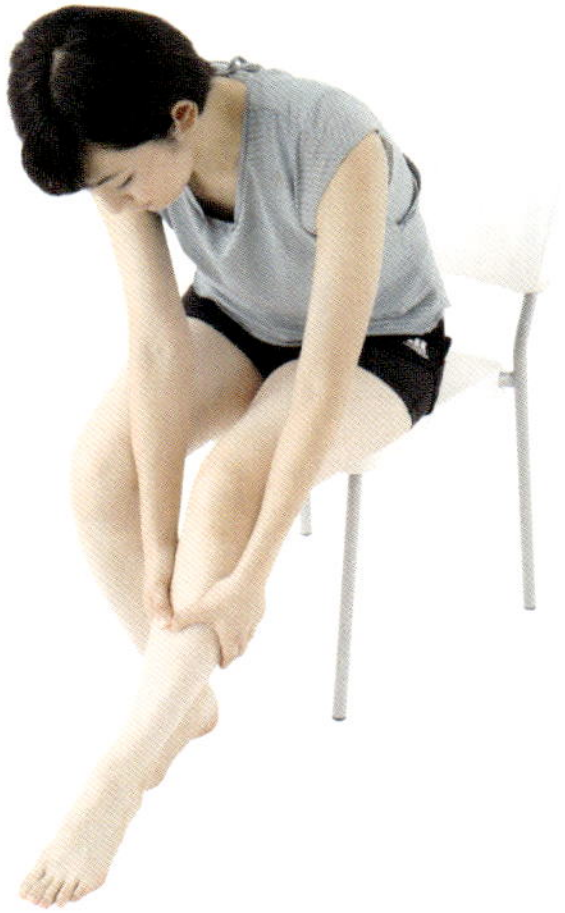

1～5の症状は、いずれもむくみの症状です。1はまだ軽症といえますが、順にむくみの状態としては深刻になり、5にチェックがつく場合には、医師の診察を受ける必要があります。

下肢静脈瘤の症状チェック

鏡の前に後ろ向きに立って、振り返りながら太ももから足首までを自分の目で見てみましょう。全身鏡がない人は、大きめの手鏡を使ってもいいでしょう。

左の写真の❶～❻のパーツごとにしっかりと瘤などの異変がないかを確認してください。

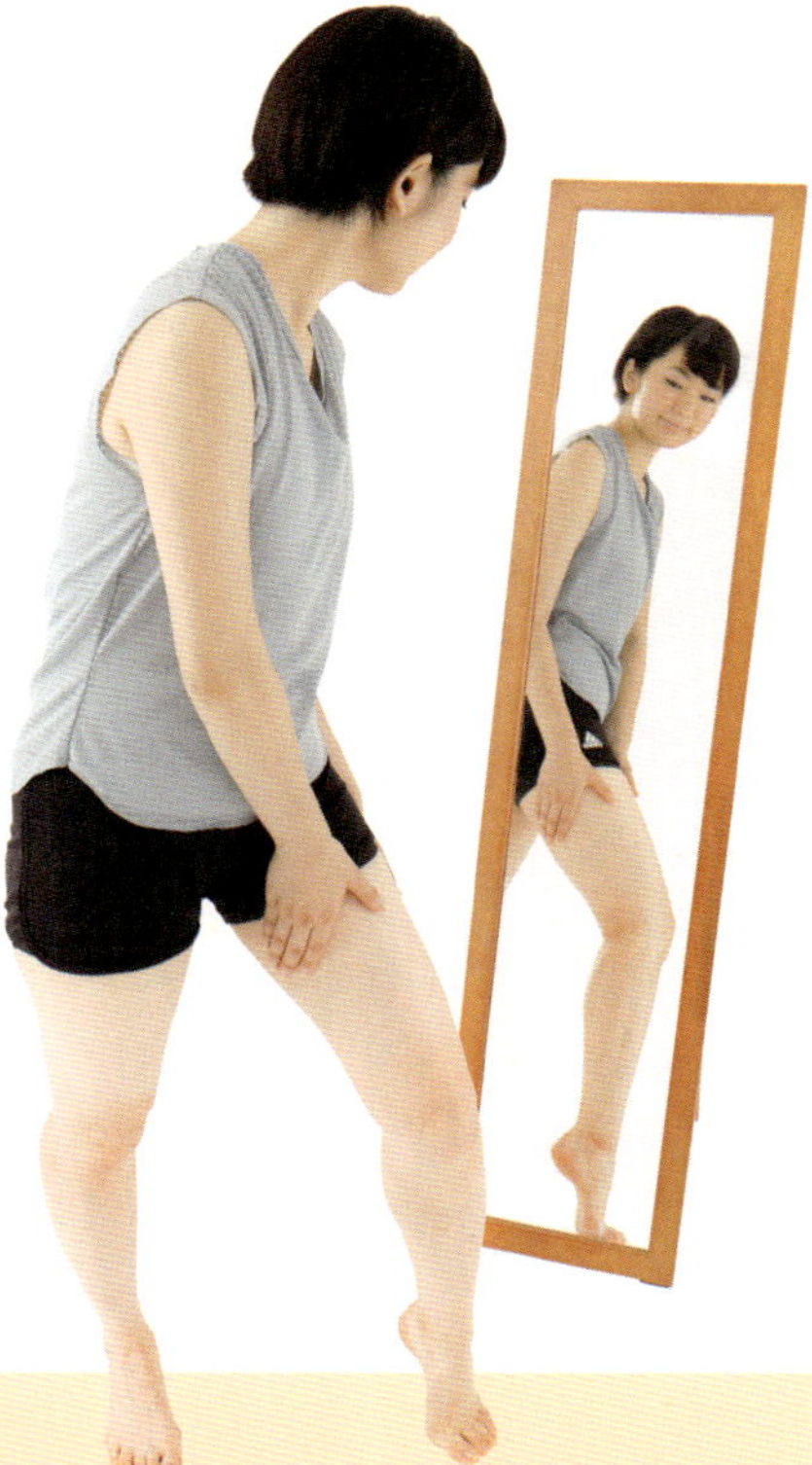

実際に自分の足をくまなく見てみよう！

❺太ももの内側

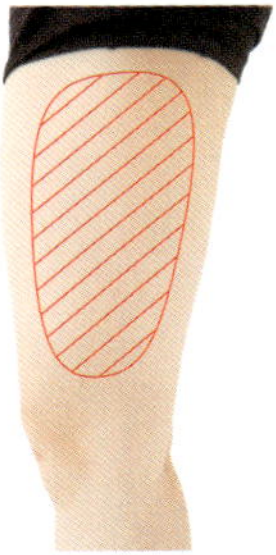

伏在静脈瘤・分枝静脈瘤が現れやすい

❸くるぶしの内側の周囲

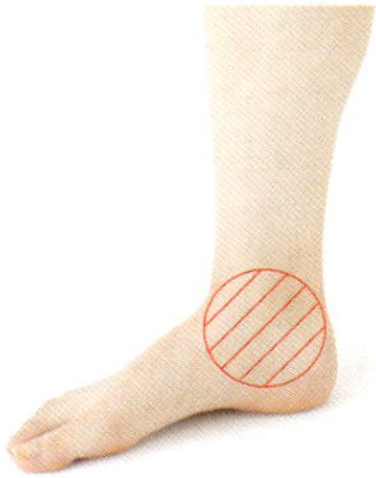

伏在静脈瘤・分枝静脈瘤が現れやすい

❶ひざの裏側

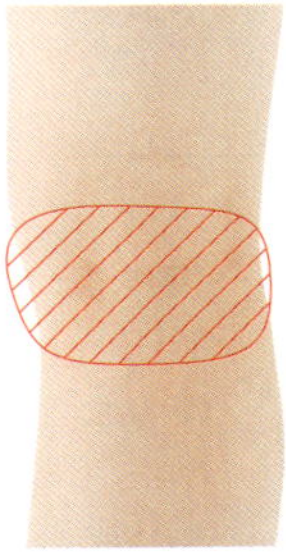

網目状静脈瘤が現れやすい

❻脚の外側

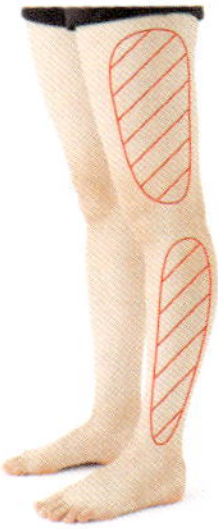

クモの巣状静脈瘤・先天性静脈瘤が現れやすい

❹ふくらはぎの内側

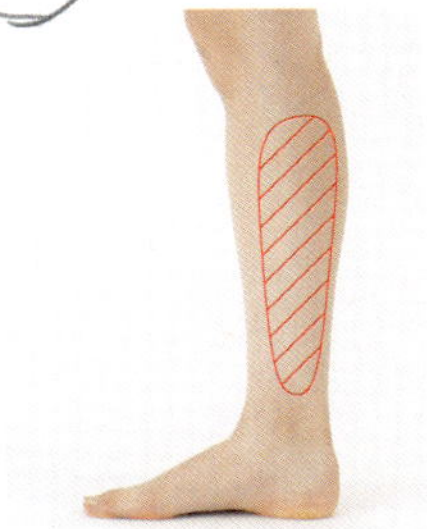

伏在静脈瘤・分枝静脈瘤が現れやすい

❷お尻と足の境目

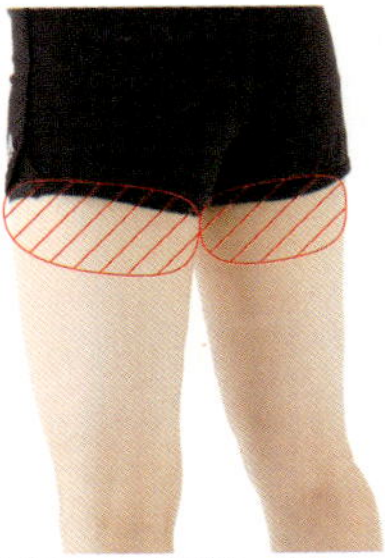

骨盤内の静脈に関係した静脈瘤が現れやすい

下肢静脈瘤の症例写真

実際に病院を訪れた患者さんの写真で、
下肢静脈瘤の特徴的な症状を確認してみましょう。

分《ぶん》枝《し》静《じょう》脈《みゃく》瘤《りゅう》

血管の一部がボコッと
浮き出ている

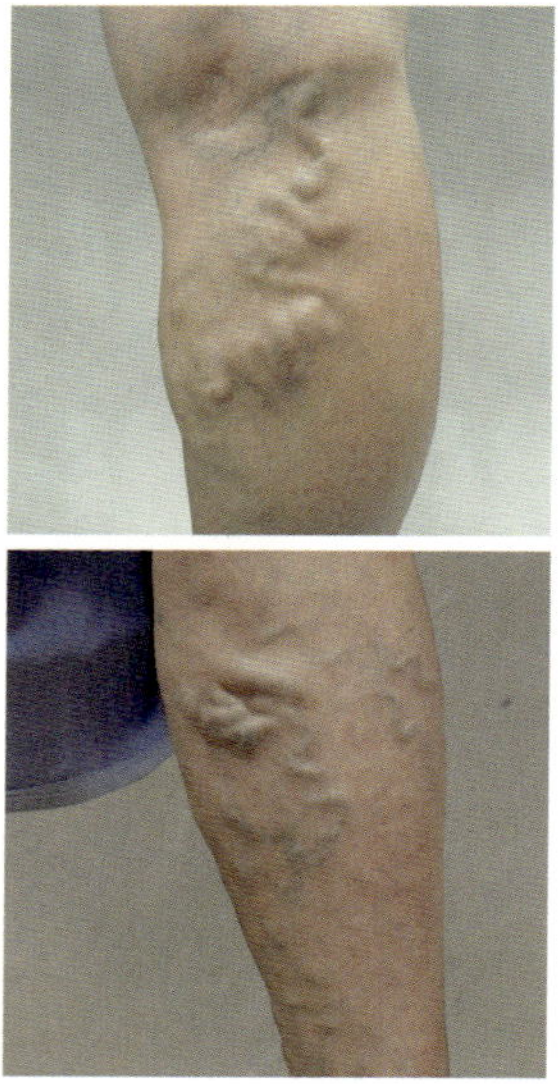

伏《ふく》在《ざい》静《じょう》脈《みゃく》瘤《りゅう》

血管がボコボコとうね
るように浮き出ている

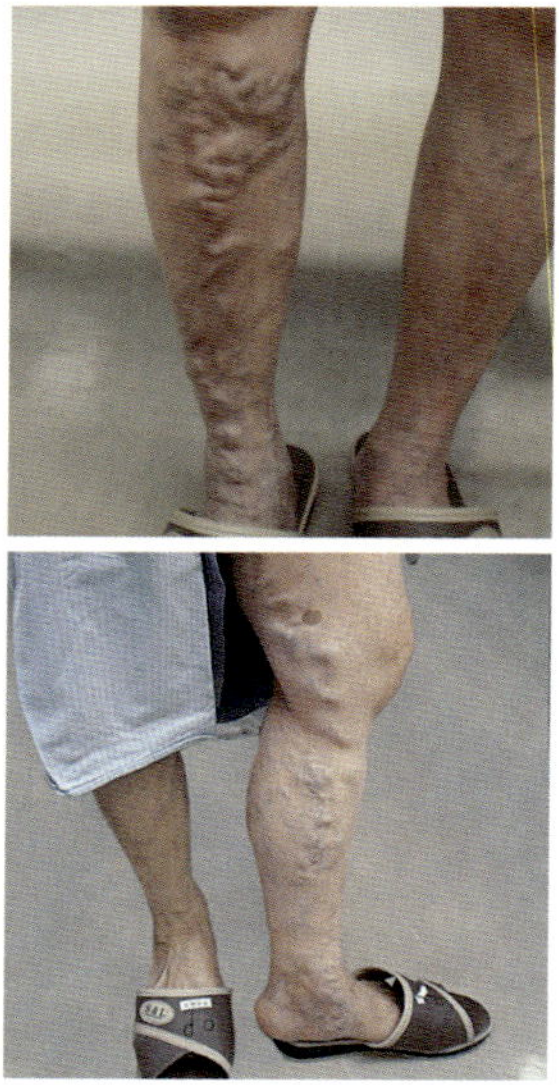

特徴的な症状を
知っておくための

クモの巣《す》状静脈瘤《じょうじょうみゃくりゅう》

赤く糸のように細い血管が浮き出ている

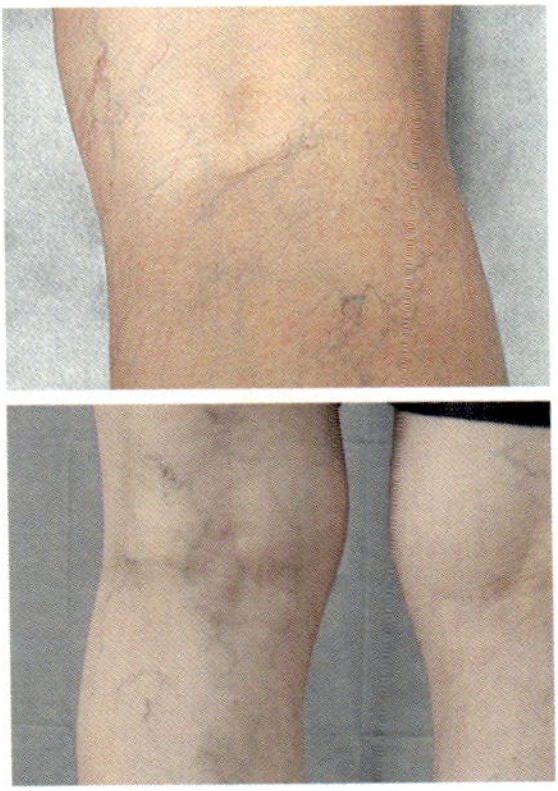

網《あみ》目《め》状静脈瘤《じょうじょうみゃくりゅう》

青く細い血管が網目のように浮き出ている

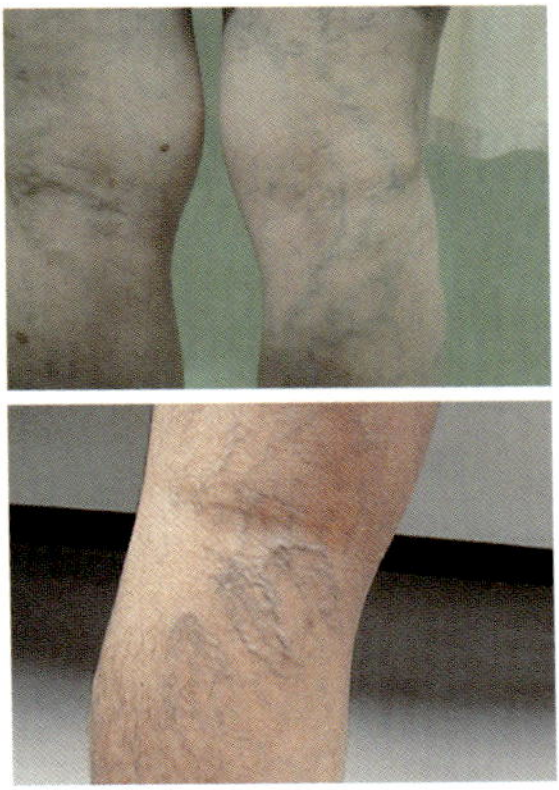

うっ滞性《たいせい》潰瘍《かいよう》

静脈瘤が原因で、皮膚がざらつき、かゆみや色素沈着が生じる

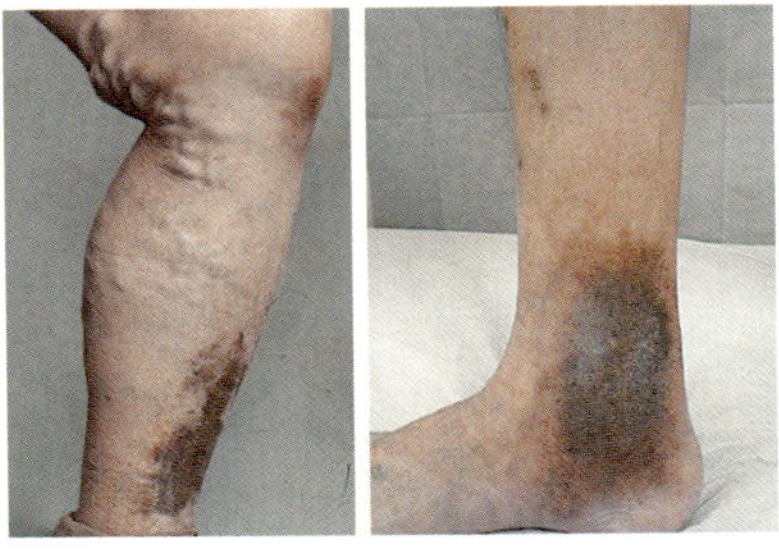

3つのシーンで行える
下肢静脈瘤・むくみ解消のためのセルフケア

これから紹介するセルフケアは、脚の筋ポンプを動かすことで血流やリンパの流れをよくさせるものばかりです。今すでに下肢静脈瘤やむくみに悩んでいる人には、症状を軽減する効果があり、予備軍の人であれば不安を解消して発症を予防することに役立つでしょう。

セルフケアをするうえで最も重要なことは、続けることです。そこで、日常の中で誰もがとる3つの体勢に分けてストレッチや体操などを紹介します。

まずは、面倒くさがりな人にもこれなら実践しやすい**「寝て」行うセルフケア**。

1日の中でむくみが最もひどい眠る前に行うのがおすすめですが、体を目覚めさせるために朝起きてすぐ行うのもいいですよ。

思い出したときにすぐにできるのが**「座って」行うセルフケア**。デスクワークの合間やテレビを見ながらなどいつでもOK。中でも、**入浴中は脚を上げる体勢をとりやすいのでストレッチやマッサージに最適**です。

実践すれば、歳を重ねるごとに落ちていく基礎代謝もアップできるのが**「立って」行うセルフケア**。といってもハードなものではないので安心してください。**下肢静脈瘤やむくみはもちろん、全身の健康維持に効果的**なのでちょっとした時間をみつけて行いましょう。

すべてのセルフケアを一度に行う必要はありません。まずは、ひとつでいいので習慣にすることを目標にしましょう。

効果を求め過ぎて、1日に何種類ものストレッチをしたり、勝手に回数を増やすと疲れて長続きしません。**ゆったりとした気持ちで、毎日続けることが大切**です。

寝て 1

足首ぶらぶら体操

他の姿勢に比べて重力の影響を受けないため、血液が心臓へ戻りやすいのが仰向けの体勢です。この状態で足首を動かすことで、さらに静脈血の戻りを促しましょう。

1

仰向けになる

仰向けになりリラックスする。
脚は肩幅程度に広げて伸ばし、
両手は自然に体の横に置く。

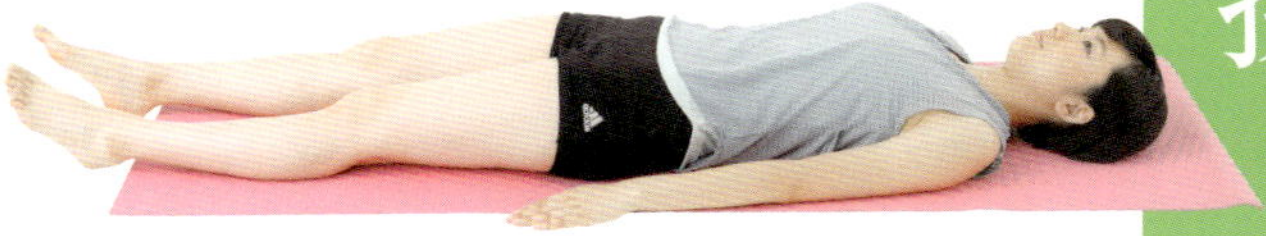

2

足首を前後に動かす

左右のつま先をできるだけ大きいふり幅で
前後にゆっくり10回動かす。動かすときは
両足一緒でも、片足ずつでもOKです。

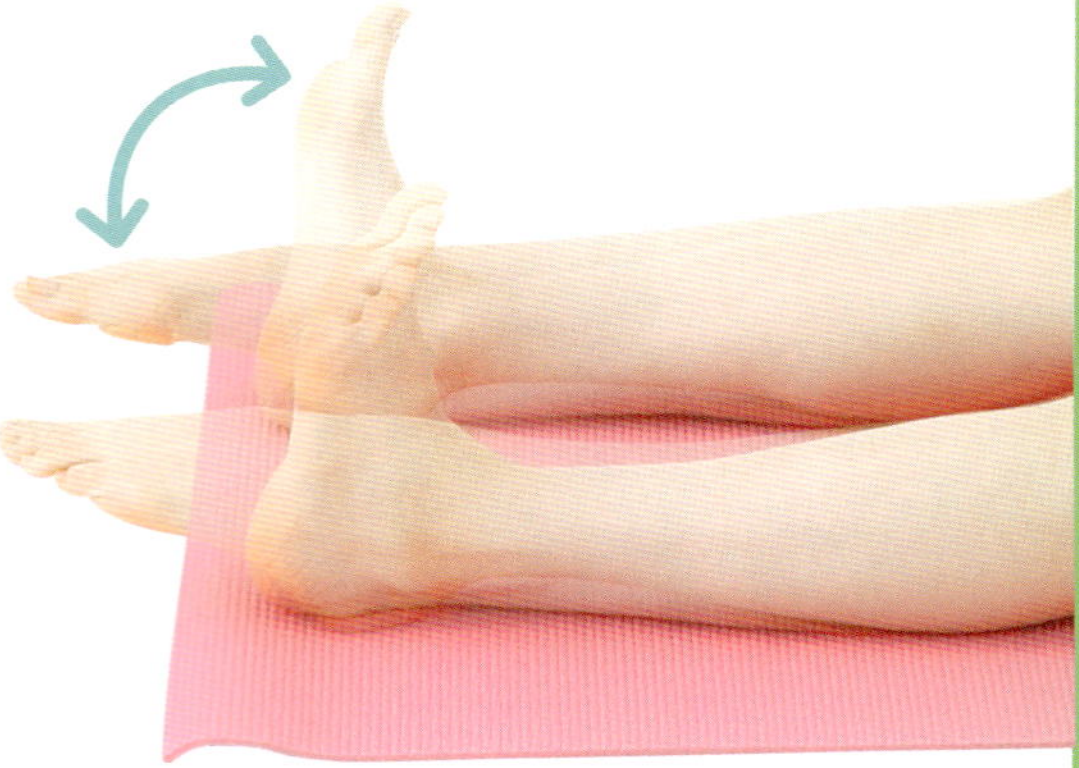

3

足首を左右に動かす

左右のかかとを床につけたまま、つま先を左右にゆっくり10回動かす。股関節を使って足全体を動かすようなイメージで。

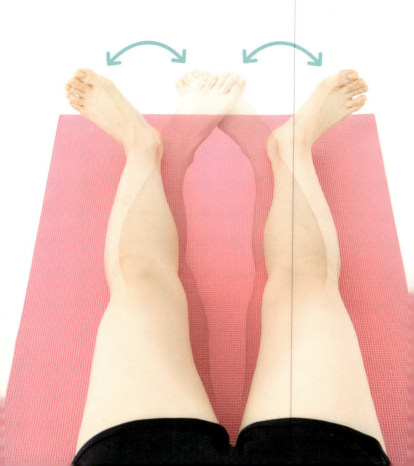

寝て 2

太もも上げストレッチ

ポイントは脚の付け根から動かすこと。お尻の大きな筋肉のストレッチになります。股関節を動かして柔軟にすることで、骨盤の歪みを整える効果も期待できます。

1

仰向けになる

仰向けになりリラックスする。
脚は肩幅程度に広げて伸ばし、
両手は自然に体の横に置く。

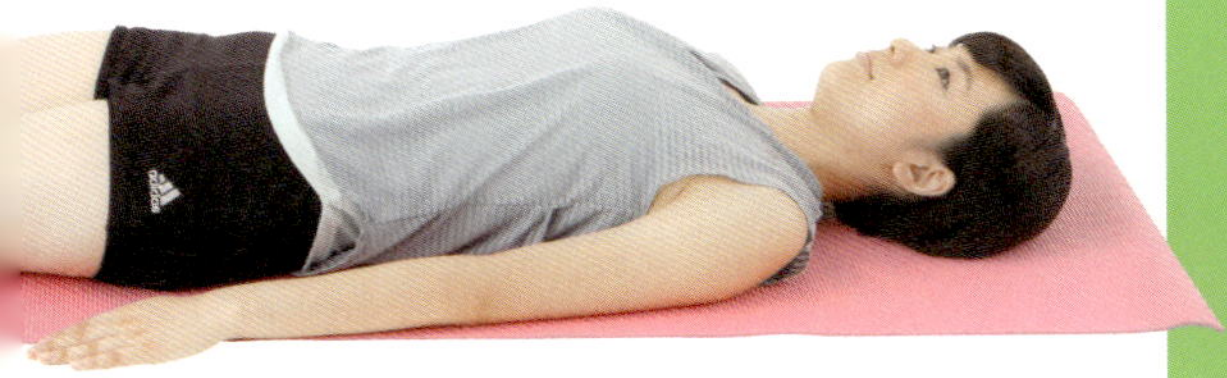

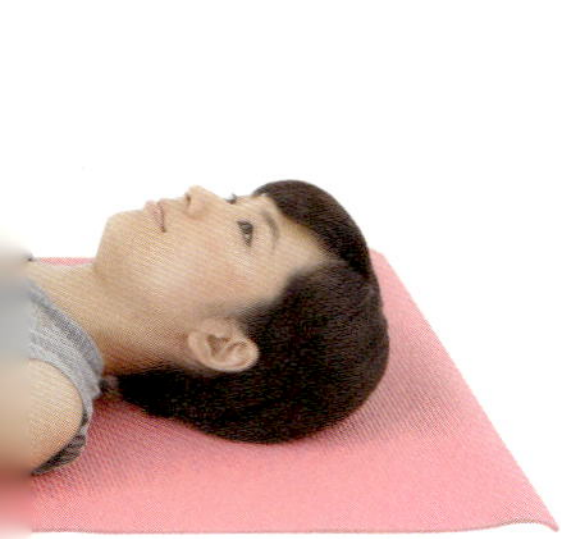

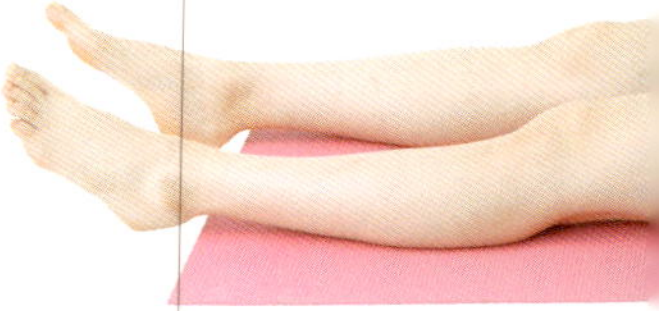

2

脚を引き上げる

太ももをお腹にくっつけるイメージで、ひざを曲げながら脚を付け根からゆっくり引き上げる。左右の脚を交互に10回ずつ行う。

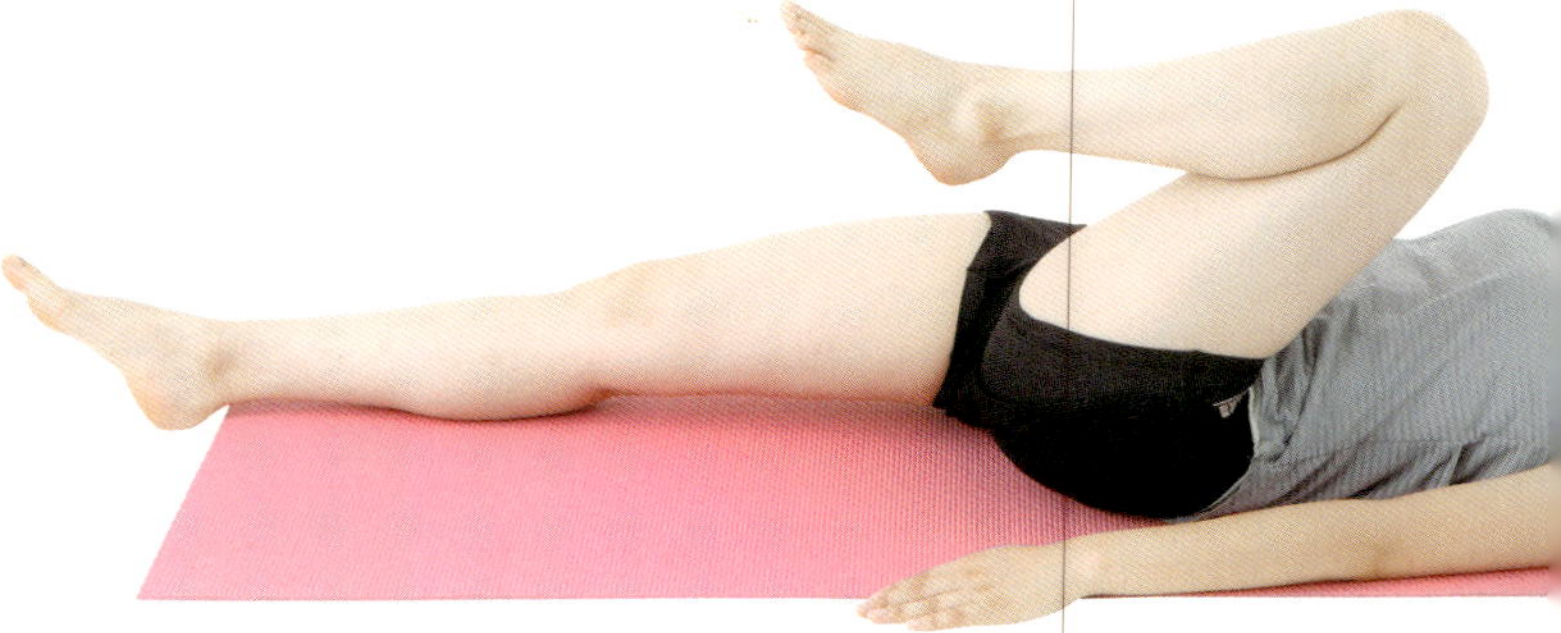

寝て 3

ゴキブリ体操

両手足を細かく動かすことで、毛細血管の負担を軽減しながら心臓への血液の戻りを促します。「寝て」行う体操の中では運動量が多く、最も高い効果が期待できます。

1

仰向けになり両手足を上げる

仰向けになり、両手足を天井に向けて真上に上げた状態を5秒間キープ。手足はなるべく床に対して垂直になるように。

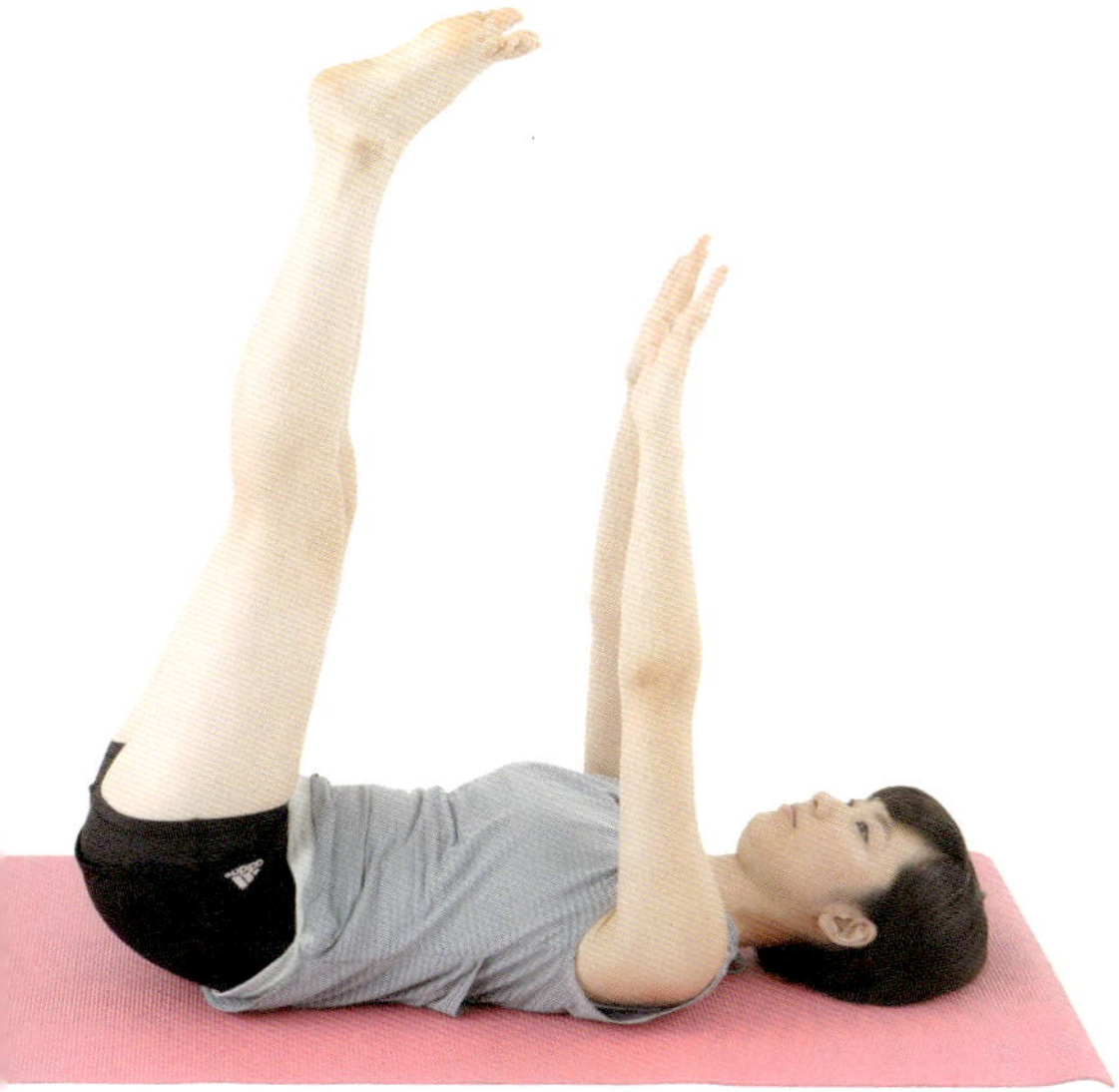

どうしても脚が上げられない人は、壁にお尻を近づけて、脚を持たれかけるようにしたり、誰かに手を添えてもらってもいい。大事なのは、脚の上下を逆さにすること。ただし、揺らすときには壁から脚を少し離してしっかり揺らすこと。

2

両手足を小刻みに揺らす

1の姿勢から、手足の力を抜いてリラックスさせた状態で30秒間、プルプルと小刻みに揺らしたら、脱力して仰向けになり小休止。これを３回繰り返す。両手足を同時に上げるのがつらいときは、脚だけ、手だけ、などと分けて行ってもいい。

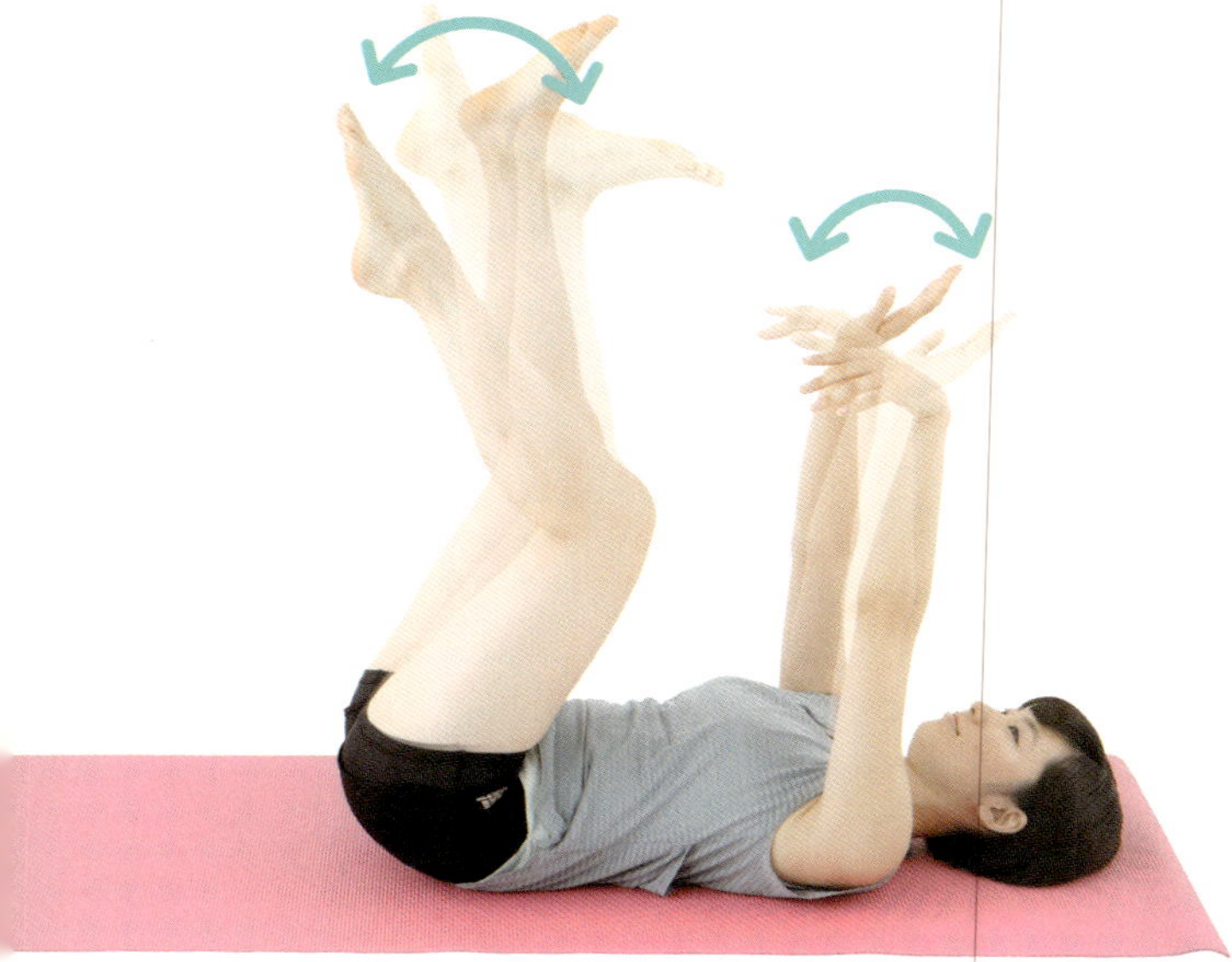

これでもOK!

壁を使ったり、人に脚を持ってもらおう

寝て 4

リラックス腹式呼吸

静脈血やリンパ液が心臓に戻る働きを助ける腹式呼吸。
半年ほど続けていると習慣になり、
日常生活の中でも自然にできるようになります。
血圧のコントロールにも効果あり。

1

仰向けになり軽く両手を組む

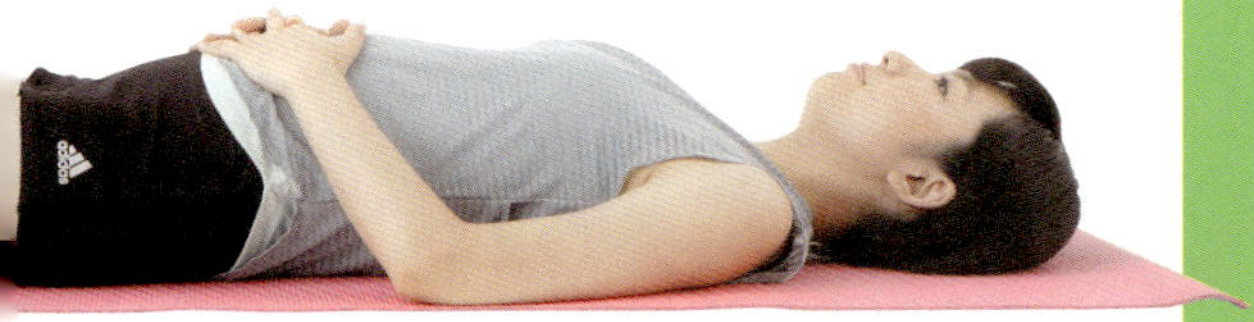

2

息を長めに吐きながらゆっくり呼吸

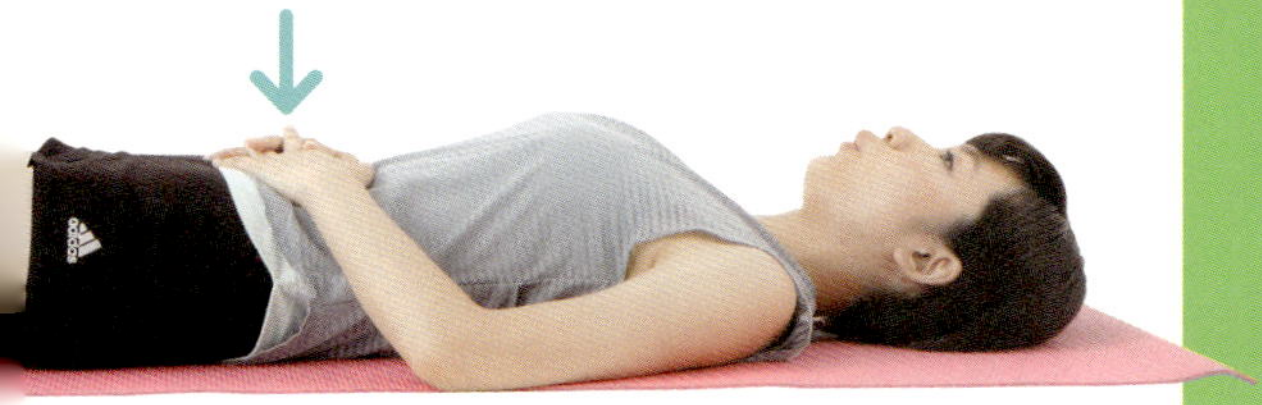

ポイント

手が上下するのを確認しながら行おう

お腹の上で組んだ手が呼吸に合わせて上下するのを確認すること。息を吐いたときは、お腹がへこむので手が下がり、息を吸ったときは上がるのが正しい動き。

息を吐いたとき

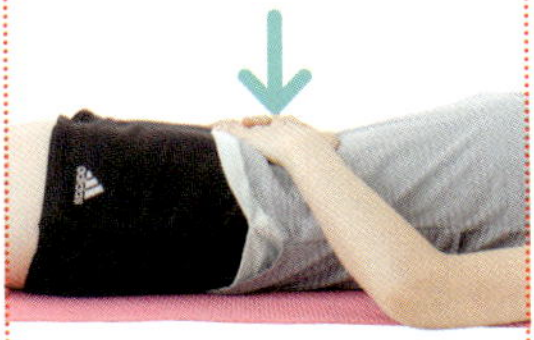

息を吸ったとき

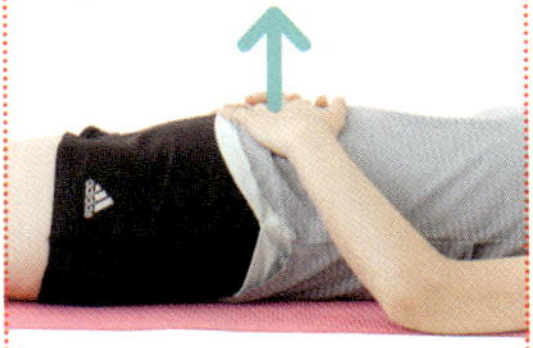

仰向けになって、脚を肩幅に開き、両手をお腹の上で軽く組む。

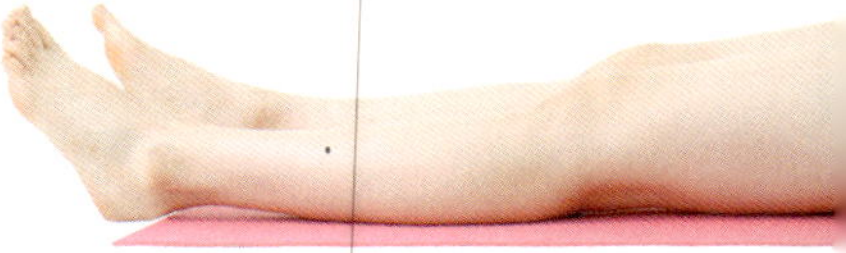

1分間に7～8回のイメージで、ゆったりと5分間呼吸をする。吐く息が長くなるように意識をして、吸うときは自然な長さで。慣れてきたら、吸ったあとに5秒程度息を止めるようにして、呼吸の回数を1分間に4～5回に減らしていく。

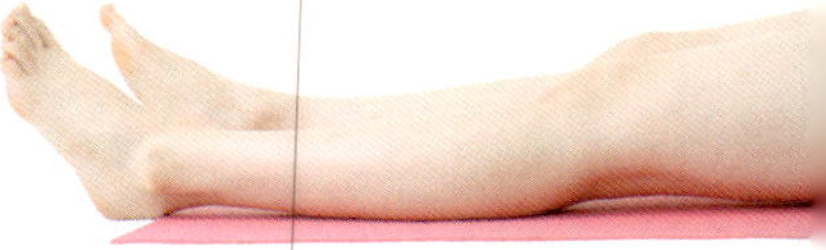

1 座って

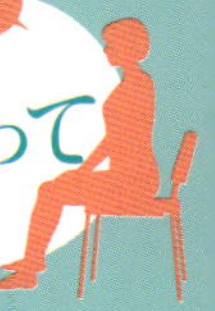

血流促進マッサージ

心臓に向かって脚をさすり上げるマッサージ。脚の血流やリンパの流れを改善することができます。入浴中に浴槽のフチに脚をかけて行うと、体が温まっているのでより効果がアップ！

1

そけい部とひざ裏をやさしくさする

イスに浅く腰かけて、リンパ節が集まっているそけい部とひざ裏を４本の指でやさしくさする。それぞれ10秒ずつ。

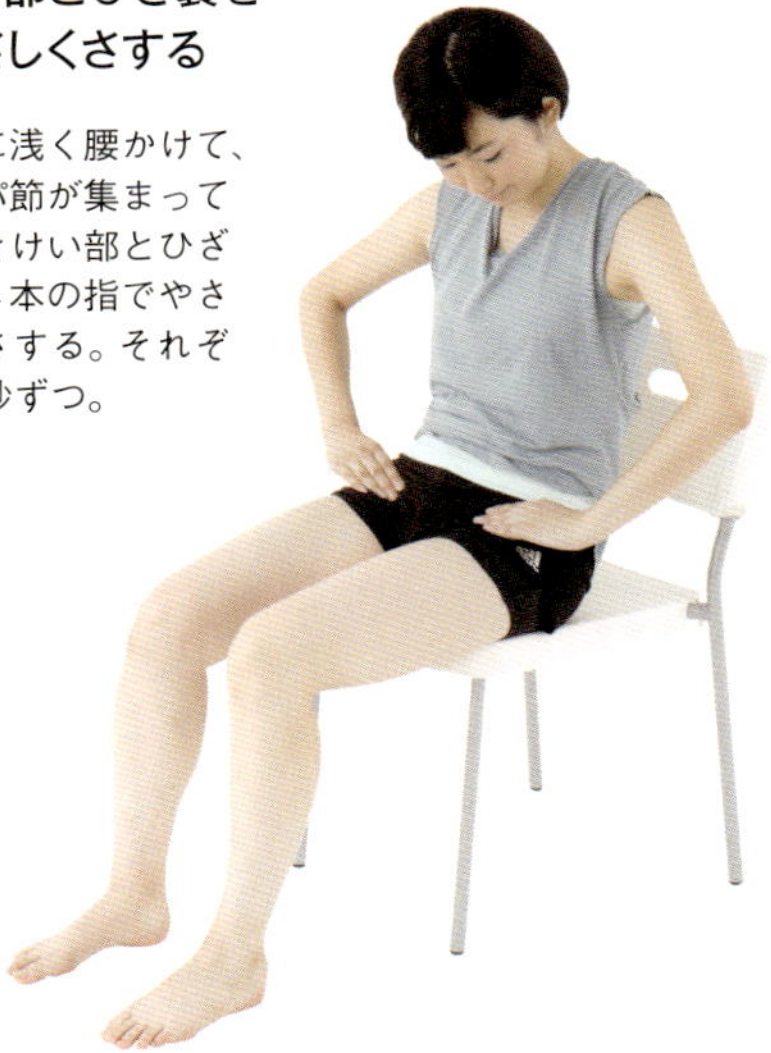

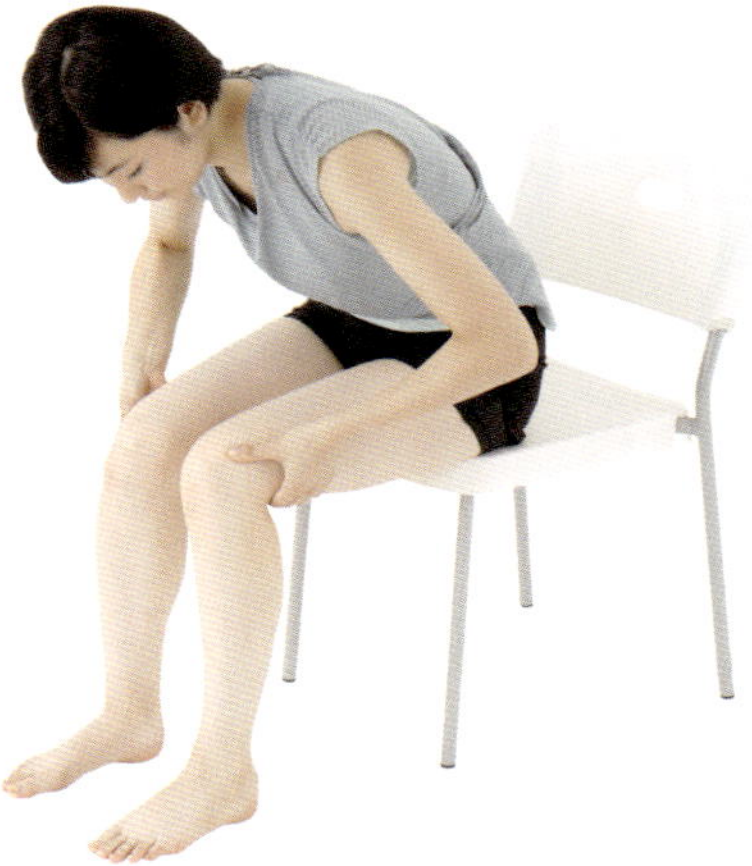

ポイント

脚を包み込むように両手を合わせる

脚に添える手の形は、左右の親指が両端にくるように合わせ、指をぴったりくっつける。脚を両手で包むように当てて軽く押し上げていく。

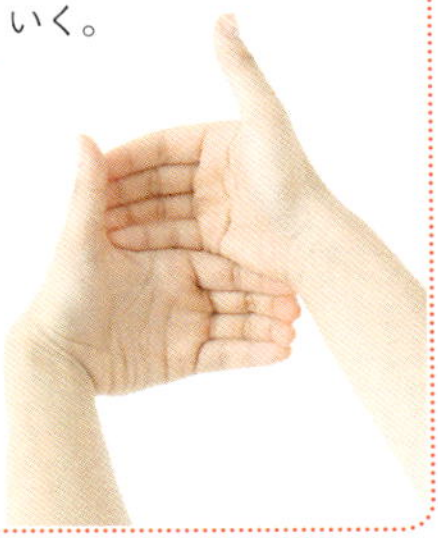

2

脚をひざの高さに上げ足首に手を添える

片方の脚をひざの高さまで上げ、足首に両方の手のひらをぴたりと添える。

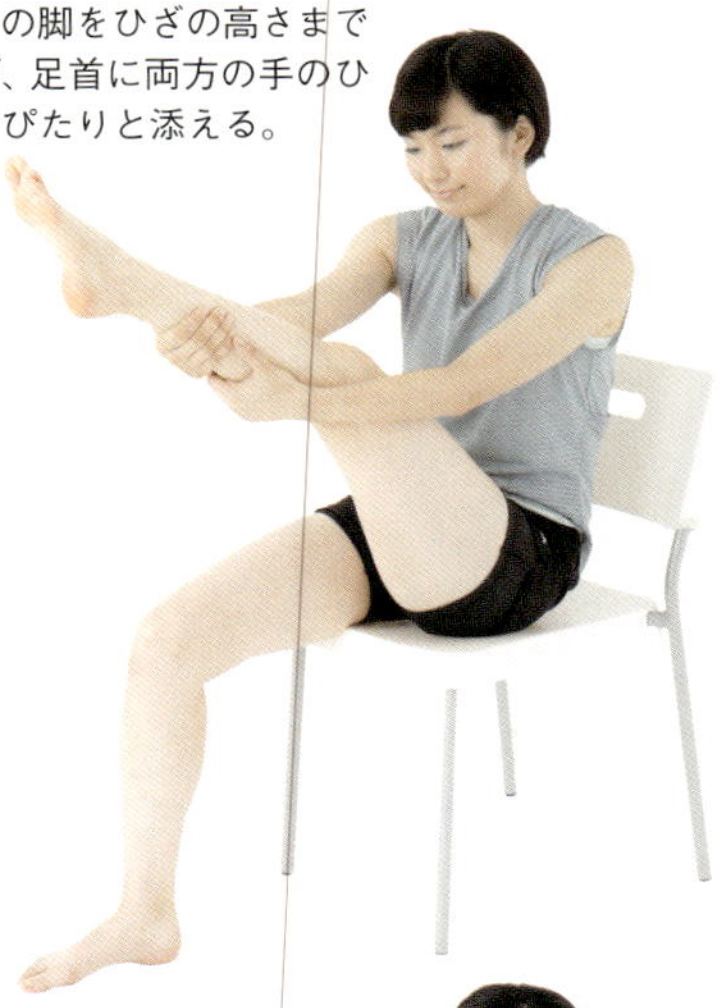

3

足首から太ももへ両手をひと息で動かす

足首に当てた両手を、そけい部に向かってひと息で、脚をさすりながら移動させる。このとき、力を入れすぎるのではなく、皮膚の下にある水をすくい上げるイメージで行う。3～5分間、繰り返したら反対の脚も同様に行う。

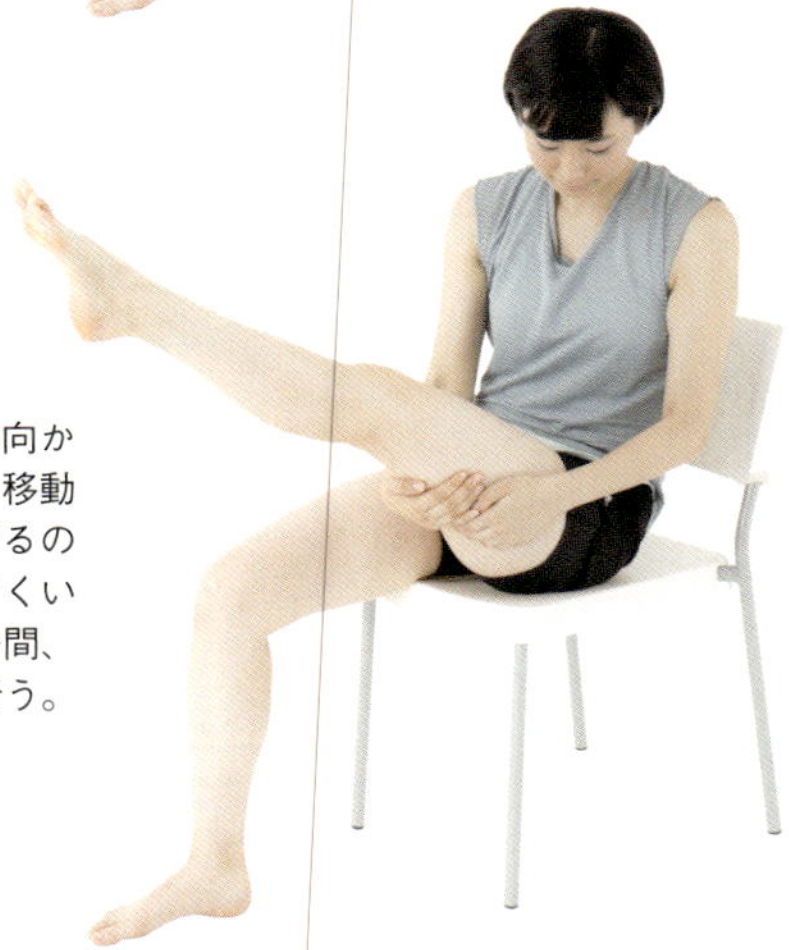

2 座って

足首ストレッチ

デスクワークが多い人なども仕事の合間にできる、簡単で気持ちいいストレッチ。イスには浅く腰かけ、かかとは軽く床につけて動かしやすい状態にします。上半身が前かがみにならないように注意して。

1

浅く腰かけて
かかとを床につける

イスに浅く腰かけて、脚を前に投げ出す。両手で座面をつかんで体を支えながら、両足のかかとを軽く床につける。

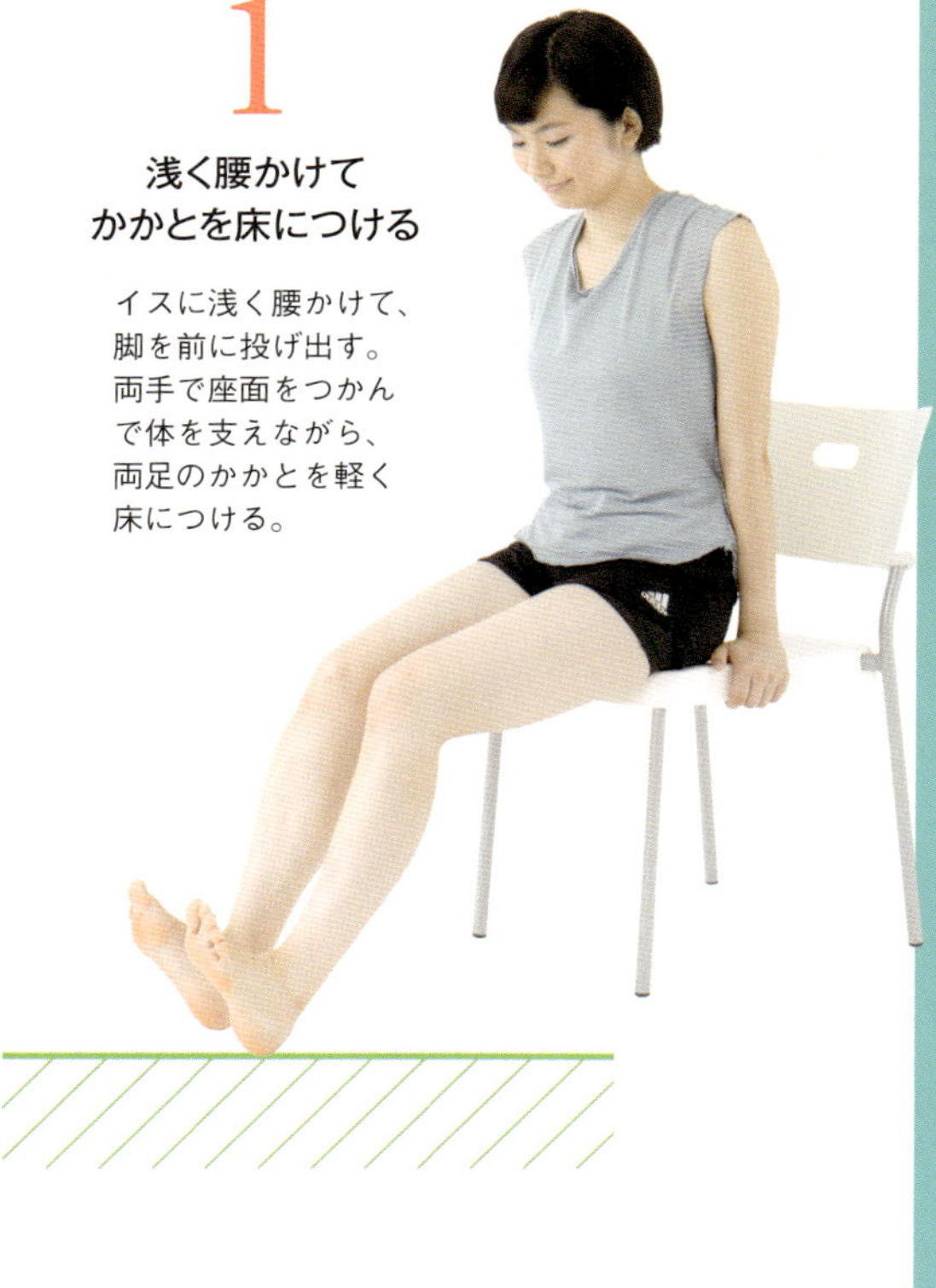

2

つま先を前後に10回ずつ動かす

つま先をゆっくり前後にパタパタと10回動かす。深呼吸をしながら、これを３セット繰り返す。両足同時に行うのが難しい人は、片足ずつ左右交互に行ってもいい。

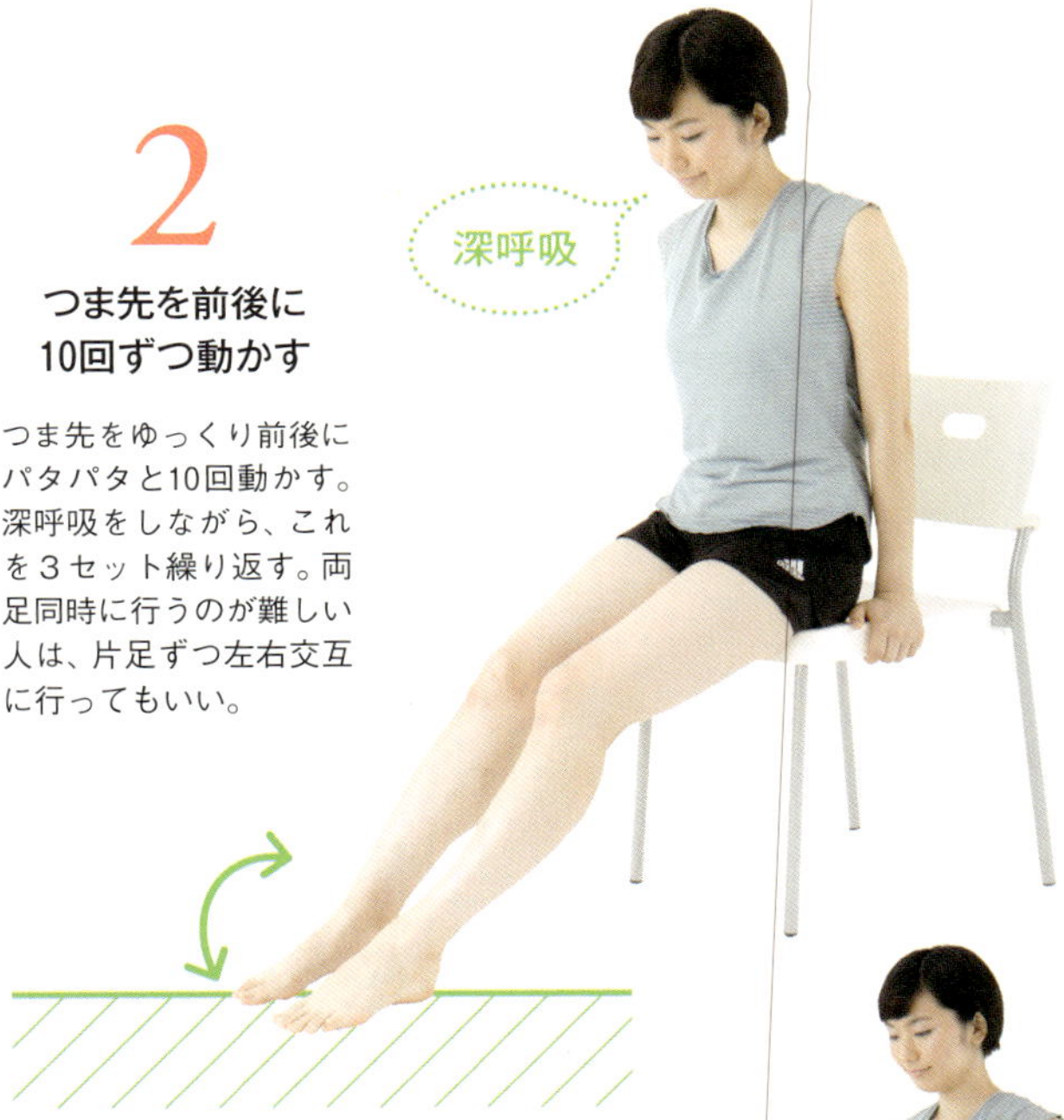

ポイント

かかとを浮かせた状態で行えばさらにGOOD

余裕がある人は、かかとを床から少し浮かせた状態で、つま先を前後に動かしましょう。腹筋も使われるので効果が倍増します。

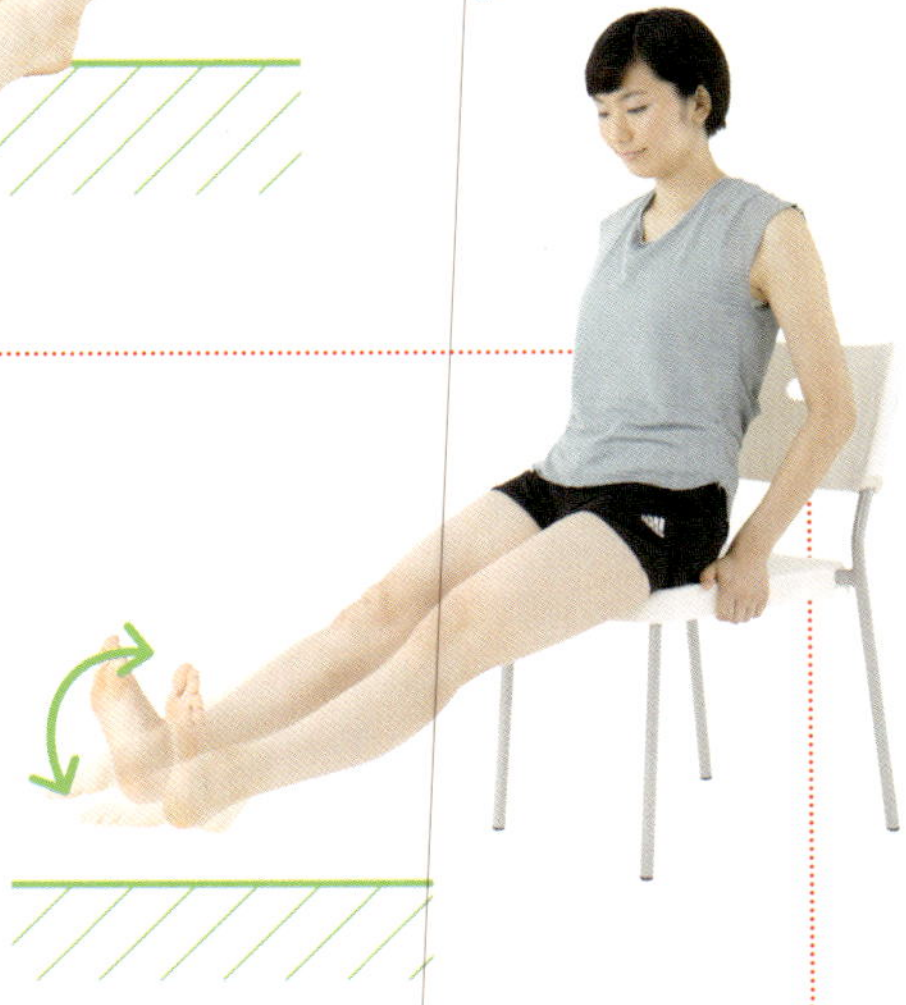

3 座って

足先ぐるぐる体操

足首を動かすと血行がよくなり、血圧を下げるほか、美脚効果も。靴で足首を固定してしまうことの多い人には特におすすめ。指も動かせば、ツボも刺激できて疲労も回復。

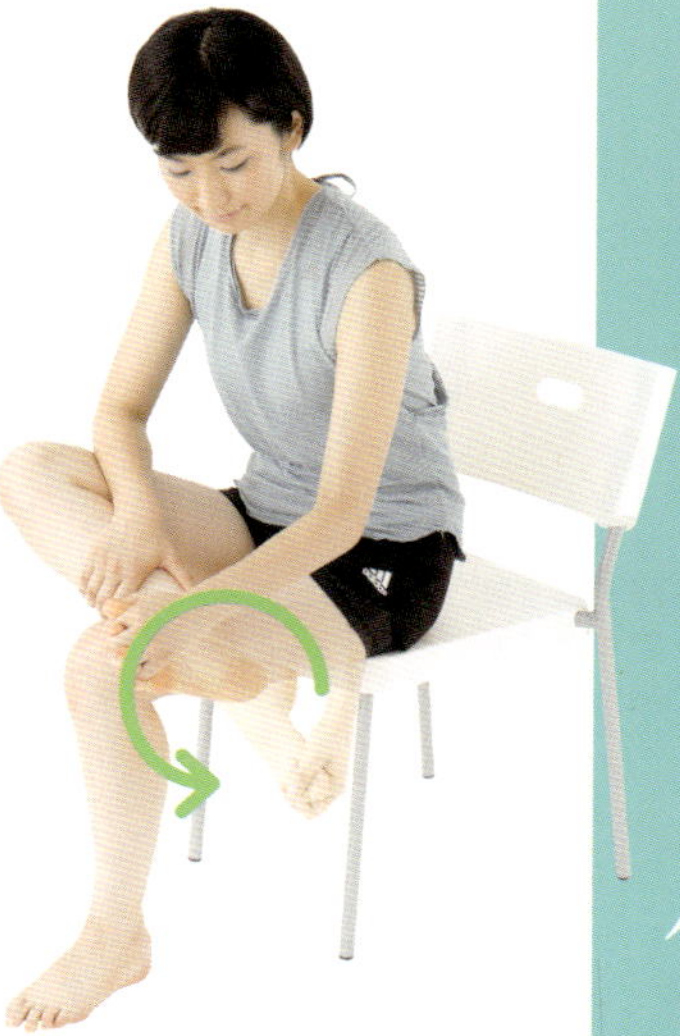

1

イスに浅く腰かけ足首をぐるぐる回す

イスに浅く腰かけて、片方の脚を反対の脚のもも上にのせる。次に、のせた脚とは反対の手で足の指をつかむ。足首を外回しに20回ほど回す。ゆっくりとできる限り大きく回すようなイメージで。反対の足首も同様に。

2

足指をもむようにすべての指を回す

1と同じように片足を上げて、今度は足の指を1本ずつ順番に10回ずつ回していく。指の付け根を持ち、もむような意識で回すといい。反対の足指も同様に。

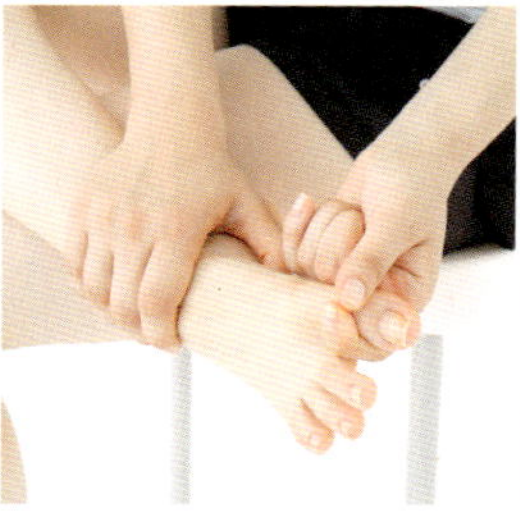

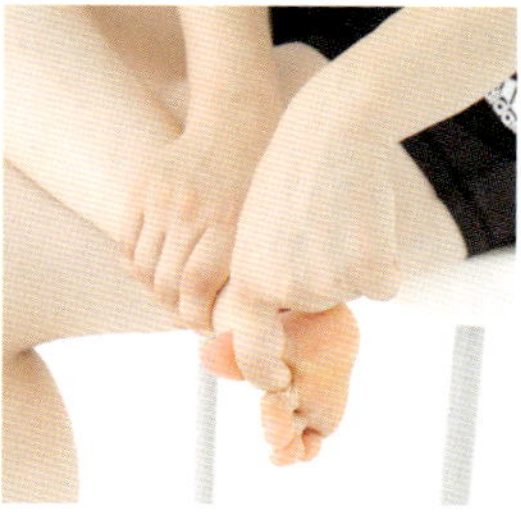

4 座って

大の字深呼吸

大きく深呼吸するだけでも血流はよくなりますが、脚の動きを加えればより効果がアップ。リフレッシュにもなるので、気分転換したいときや疲れを感じたときに行いましょう。

1

ゆっくり息を吸い 両手足を伸ばす

イスに浅く腰かけ、背中は背もたれにくっつける。次に、7秒かけてゆっくりと息を吸い込みながら、大きな伸びをするように両手足を伸ばす。

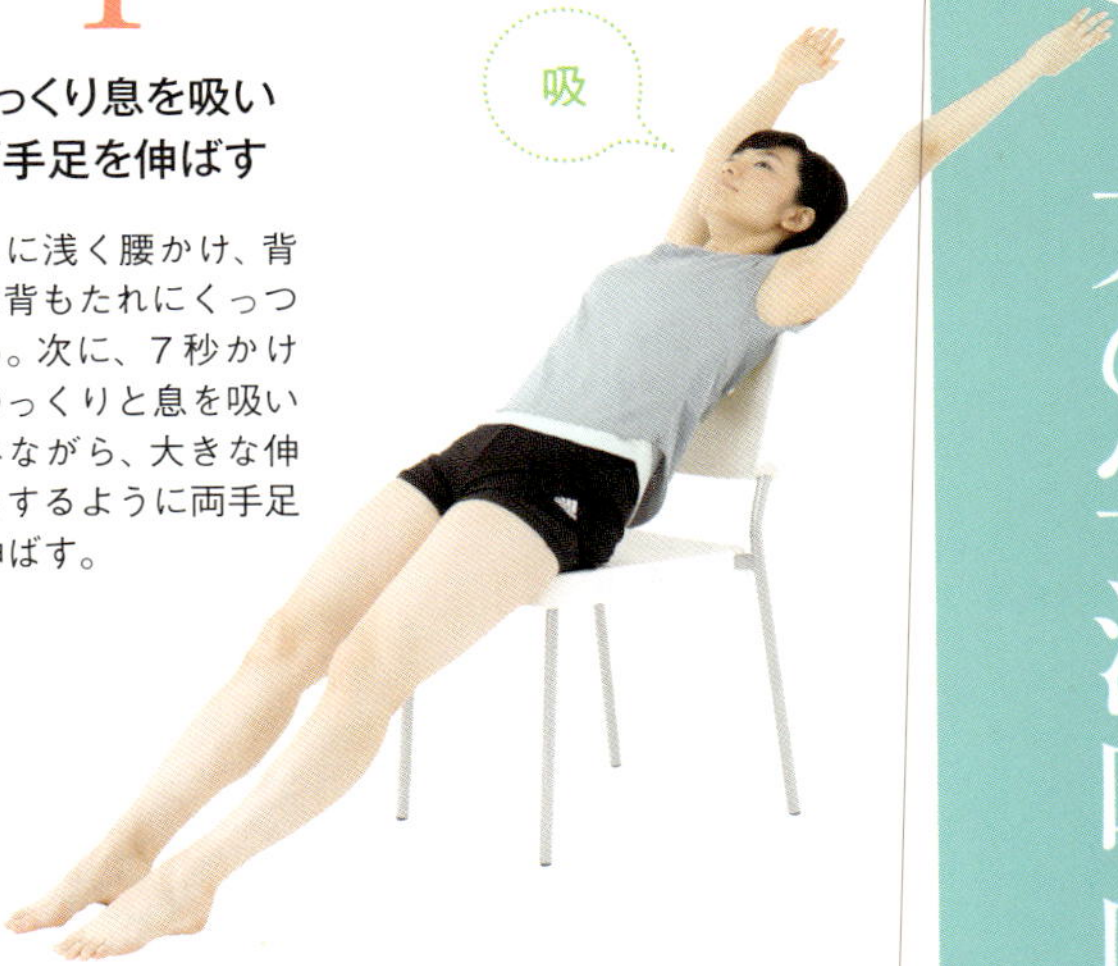

2

ゆっくり吐きながら 手足を戻す

10秒かけてゆっくり息を吐きながら、両手足を元の位置に戻して軽く脱力する。これを5セット繰り返す。

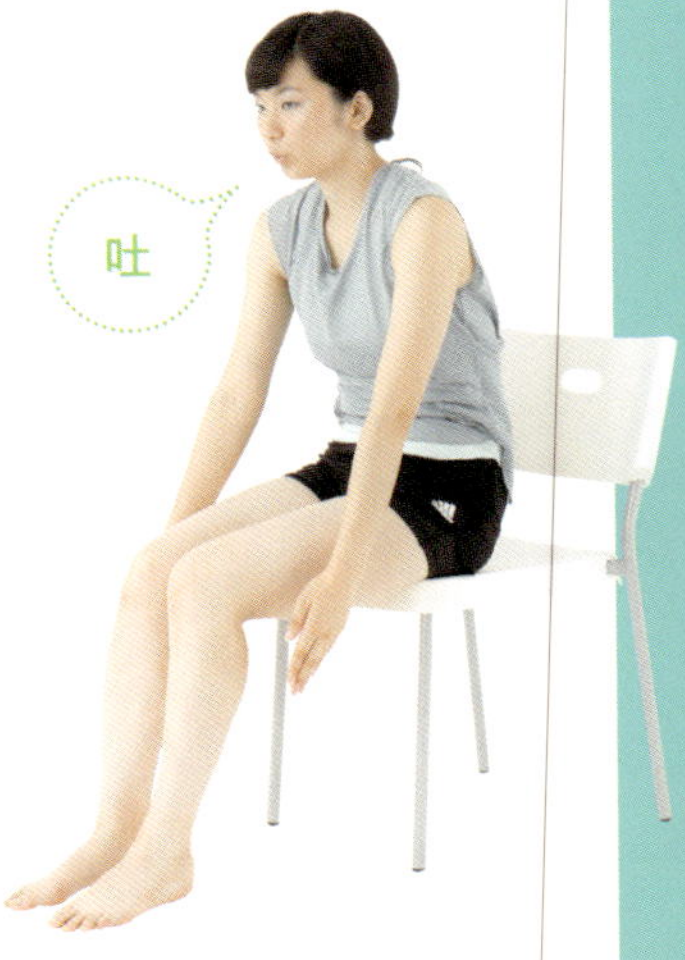

1 立って

かかと上げストレッチ

筋ポンプのあるふくらはぎと血流を促してくれる足首を同時に動かすストレッチ。ふくらはぎの筋肉が鍛えられて、高齢になっても転倒しない元気な脚をつくることができます。

1

イスの背につかまり かかとを少し浮かせる

イスの背もたれや壁につかまり、脚を肩幅に開いて立つ。両脚のかかとをほんの少し浮かせる。

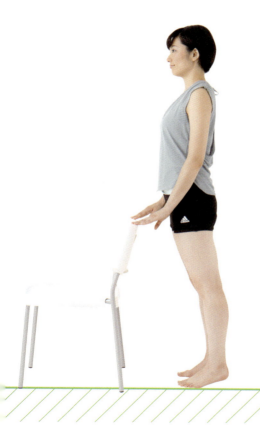

2

3秒ずつかけて かかとを上げ下げ

3秒数えながら、背伸びをする要領でゆっくりとかかとを上げる。次に3秒数えながら、床につくギリギリの位置までゆっくりとかかとをおろす。これを20回ほど繰り返す。

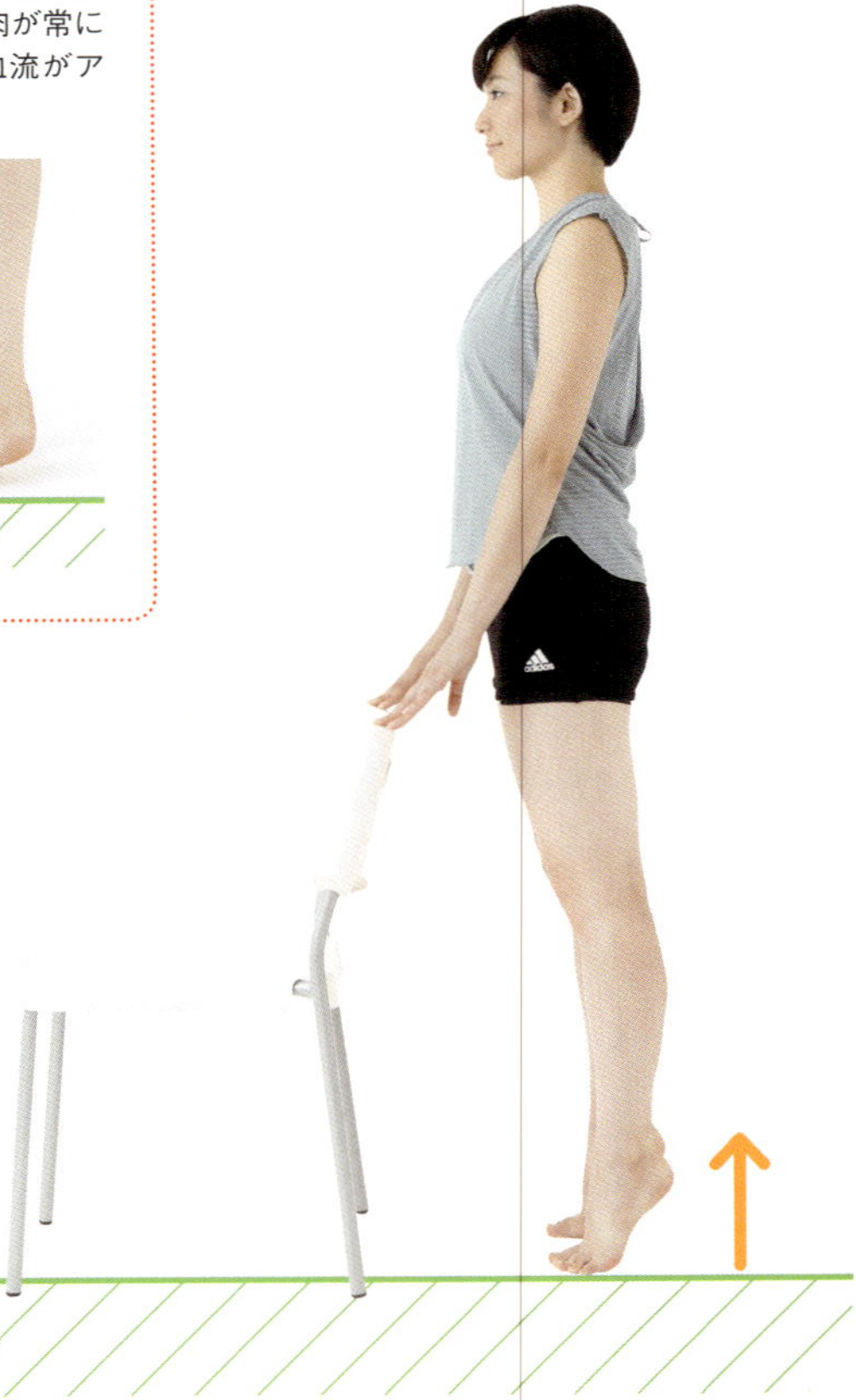

ポイント

かかとは常に床から浮かせておく

ギリギリ床につかない程度にかかとを浮かせた状態をキープすることで、ふくらはぎの筋肉が常に使われるので、血流がアップします。

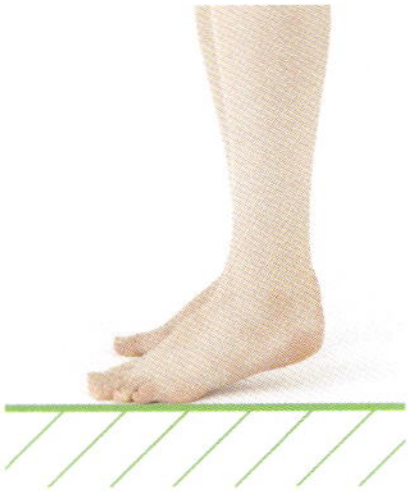

2 立って

股関節ストレッチ

股関節が柔軟に動くように伸ばしながら、太ももを鍛えることができるストレッチ。動かすのは下半身ですが、上半身が猫背にならないように気をつけて。

1

できるだけ脚を広げ背筋を伸ばす

無理のない程度にできるだけ脚を広げて立つ。両手は腰に当てて、背筋はピンと伸ばす。

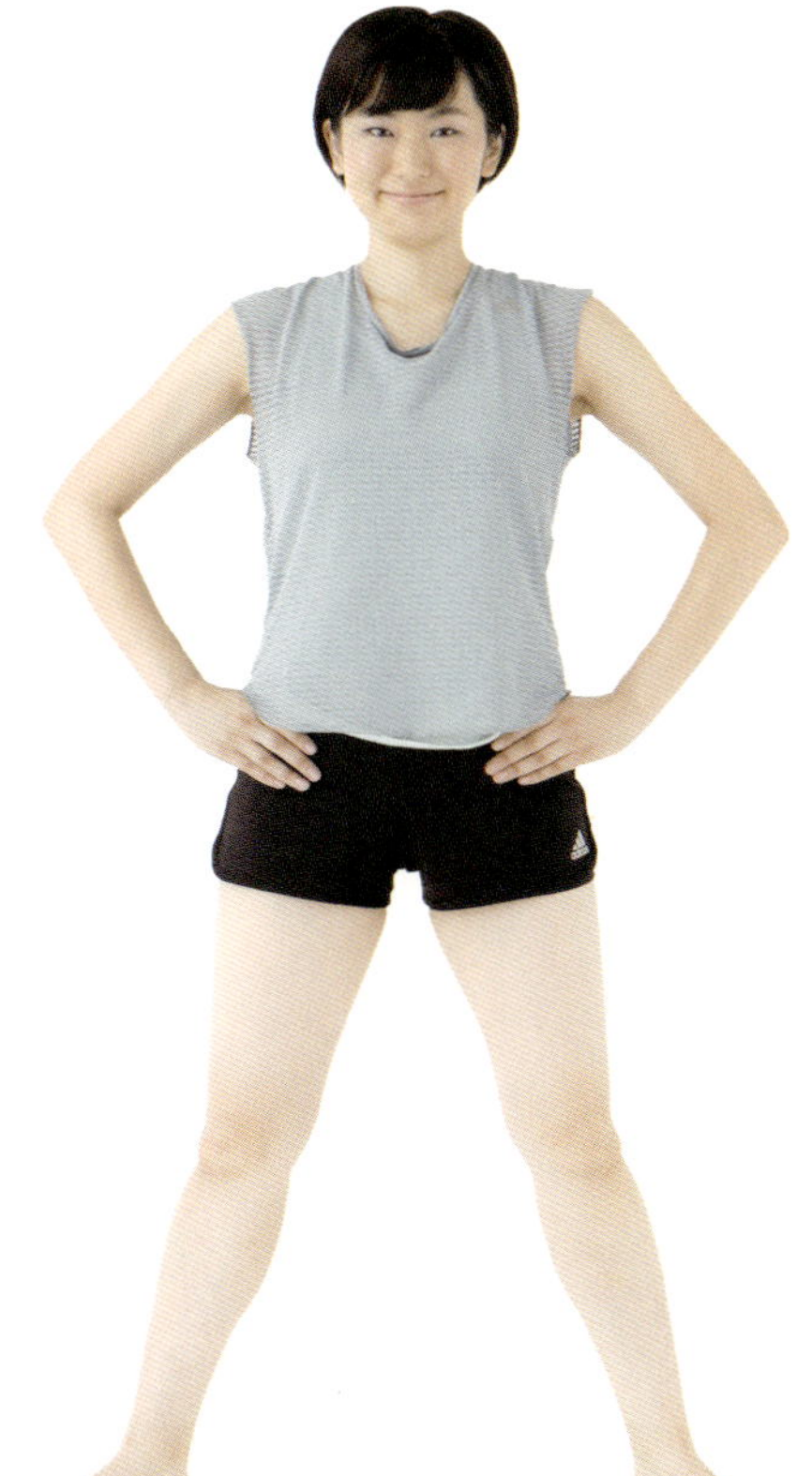

ポイント

ひざの向きをつま先に合わせる

2の動きをするときは、ひざとつま先の向きをそろえること。向きが違うとひざを痛めてしまうので要注意！

2

背筋を伸ばしたままゆっくり腰を下ろす

つま先より前にひざが出ないように注意しながら、ひざの高さを目標にして、腰を真下にゆっくりと下ろす。このとき、背筋を曲げないように。この動きを5～10回繰り返す。

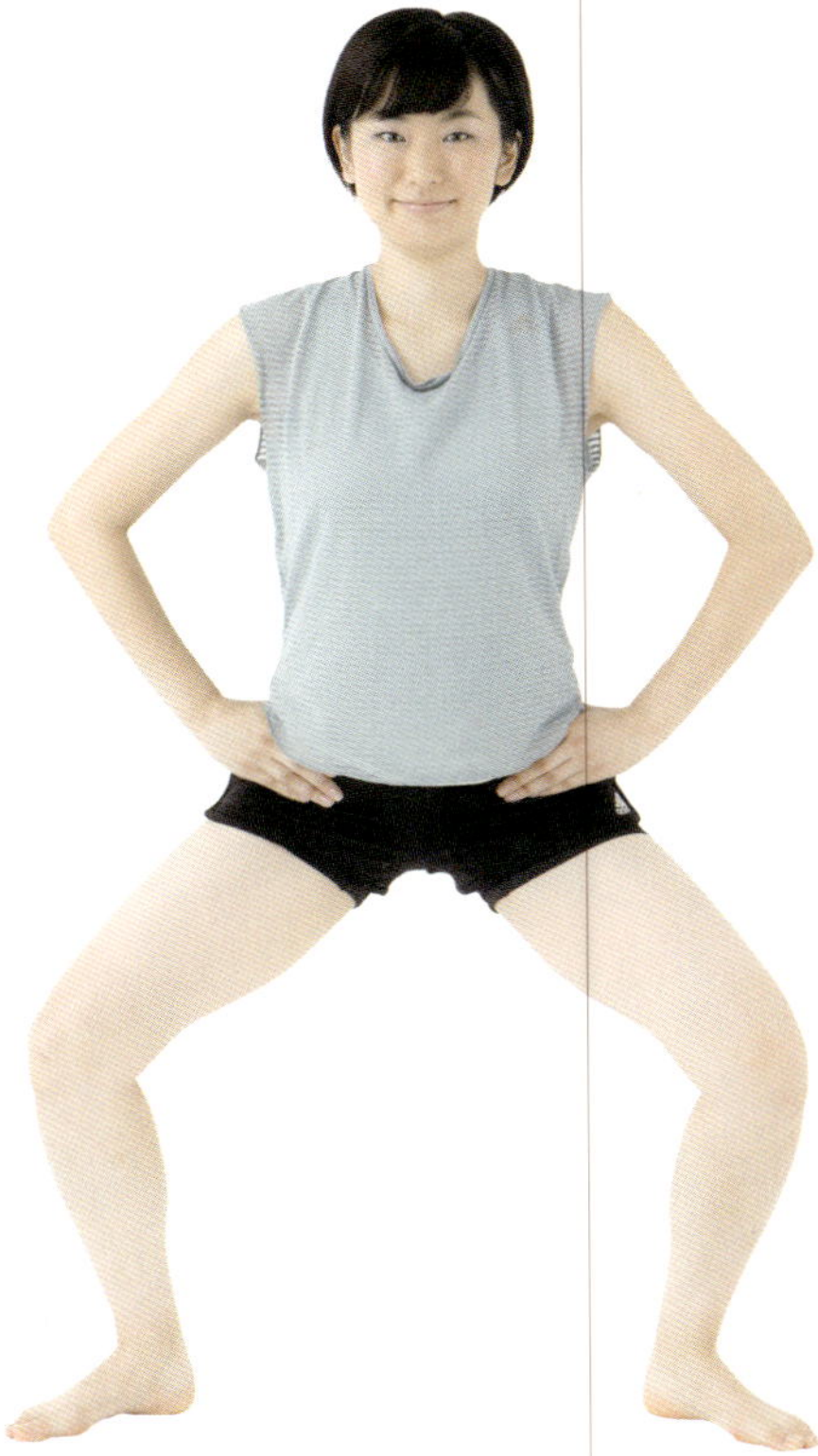

3 立って

蹴り上げ体操

お尻と太ももの筋肉を伸ばしながら鍛えます。転倒しないように、イスや壁につかまって行いましょう。腰に負担をかけないように、ゆっくりとした動きを意識して。

1

イスにつかまり片脚を直角に上げる

イスの背もたれや壁などに手をかけて、ゆっくり３秒数えながら、片脚の太ももを直角になる高さまで上げる。

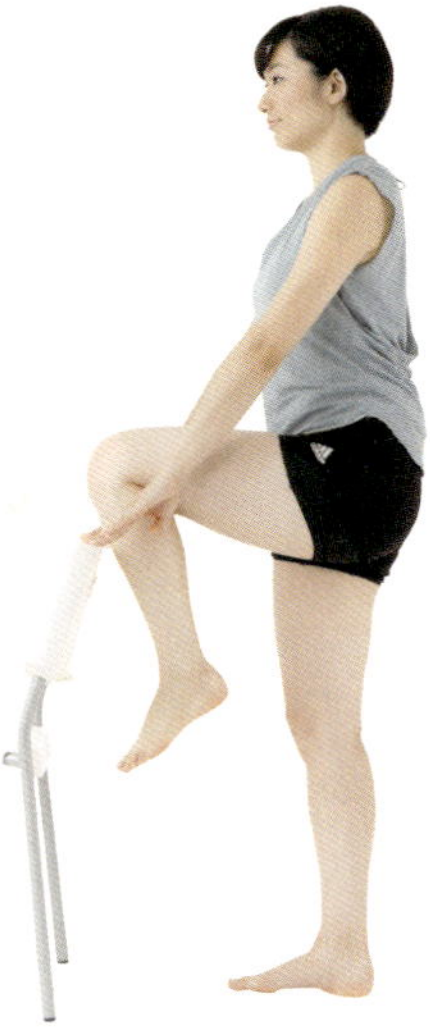

2

上体はそのままに後ろへ蹴り伸ばす

背筋をまっすぐ伸ばしたまま、３秒数えながら、上げた脚をゆっくり後ろに蹴り伸ばす。伸び切ったら再び３秒かけて1の直角の高さまで戻す。これを10～20回繰り返す。反対の脚も同様に。

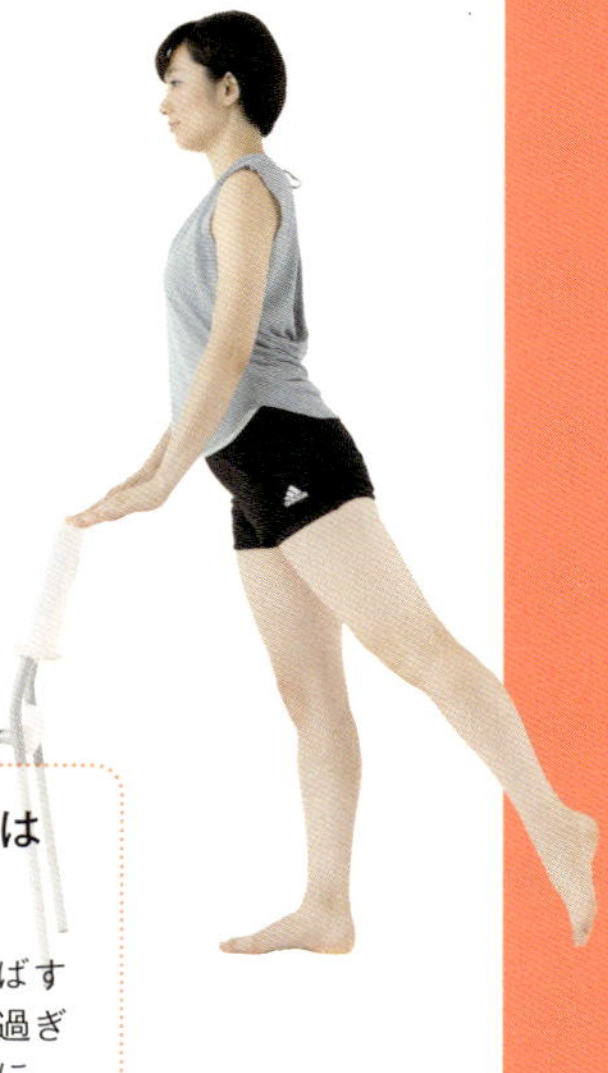

ポイント！ 蹴り上げる高さはほどほどでOK

2の動作で、後ろに蹴り伸ばすとき、脚を後ろに高く上げ過ぎると腰を痛めてしまう原因に。無理なくできる範囲から始めて。

第2章

下肢静脈瘤・むくみを自分で治す！ 新常識

下肢静脈瘤・むくみの主な原因は現代人の日々の生活の中に潜んでいる

第1章の20～21ページにあるチェックリストの結果はいかがでしたか？　すでに下肢静脈瘤で悩んでいる方にとっては、「こむら返り」「むくみ」などは、不調の症状として自覚していることが多かったかもしれません。

また、生活が乱れていたり、運動不足の人にとっては、耳の痛いチェックが多かったかもしれませんね。

しかし、**現代人はほとんどが運動不足**です。スポーツジムに通いましょうと言っているわけではありませんが、例えば駅などで階段とエレベーターがあるときに、階段を選んでいる人がどれだけいるでしょうか。下肢静脈瘤やむくみを改善したいと思ったら、ウォーキングが最も手軽な運動ですが、先週歩いた距離や時間を胸を張って言える人は少ないはずです。そうした**日常生活の無自覚が、下肢静脈瘤やむくみに悩む人を増やし続けている**のです。

むくみについて言えば、悩んだことがないという女性のほうが珍しいでしょう。下肢静脈瘤に限定しても、患者数は想像以上に多いと思います。自分では気づいていない人も含まれますが、**30歳を超えると半数以上、50歳以上で6割以上、70歳以上になると10人いれば7人以上の人が、実は下肢静脈瘤**なのです。

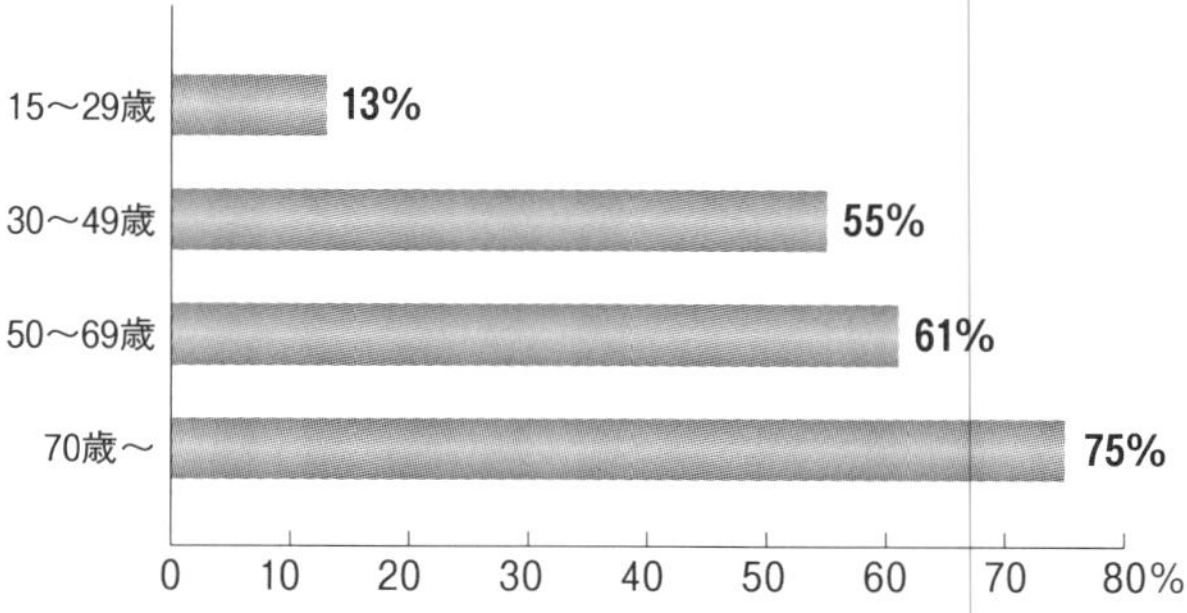

各年齢における下肢静脈瘤患者の割合 ［出典］脈管学,1989;28:415-420

下肢静脈瘤やむくみを治す方法は、大きく2つに分類できます。日常のセルフケアやマッサージ、ストレッチなど、本書で書かれている内容で治す方法がひとつ、医療機関で硬化療法や手術で治す方法がもうひとつです。症状がかなり進んでいる場合には、残念ながら後者を頼るしかありません。ですが、おそらく本書を手にとったみなさんの多くは、日常生活の中で脚の違和感に悩まされてはいるものの耐えきれないほどではなく、改善したいと願っているという段階でしょう。この段階であれば、**本書で紹介する方法で効果を実感してもらえるはず**です。

ですから、手術をするか、このまま我慢して一生過ごすしかないという、これまでの二者択一の考えを捨ててください。そして、**自分で治すという新たな選択肢に希望を持って取り組んでほしい**と思います。

それでは、まず、セルフチェックの結果を見返してみましょう。これから再確認する要注意ポイントをひとつずつ改善していけば、下肢静脈瘤やむくみの悩みは解消していきます。

セルフチェックで分かる
下肢静脈瘤の有無と症状

20ページの「下肢静脈瘤の危険度チェック」では、下肢静脈瘤を発症している人ほどあてはまる項目が多くなっています。足の**「かゆみ」「むくみ」「こむら返り」を感じている人は、下肢静脈瘤が原因で静脈の流れが悪くなっている場合があり、立ち仕事の人や経産婦、家族に下肢静脈瘤を患った人がいる場合には発症率が高くなります。**

改善していくために、第1章のストレッチや腹式呼吸、第5章の日常生活のヒントを心がけていきましょう。

また、下肢静脈瘤を発症していると、脚にデコボコや模様のようなものが浮き出てきます。24～25ページの鏡を使ったチェックでは、下肢静脈瘤が出やすい場所を重点的に見ましたが、下肢静脈瘤を進行させてしまう理由のひとつに、「自分の脚をよく見る機会がなかったため」ということがあります。

痛みやかゆみなどの自覚症状がない場合、**脚の裏側にできることが多い下肢静脈瘤は、なかなか自分で気づくことができません。**

そのため、今回は脚をパーツごとに分けてじっくり見てもらうチェックを用意しました。むくみは気になるけれど、下肢静脈瘤ではないと思っていた人でも、下肢静脈瘤の証拠が見つかる場合があるかもしれません。

ですが、もし下肢静脈瘤だと判明したとしても落ち込む必要はありません。むしろ少しでも早く対処できることをラッキーだと思ってください。

106ページからは、より詳しく種類ごとの症状や治療法について説明しています。何より、本書の内容を実行するだけでほとんどの場合が治すことができるのですから、ご安心ください。

下肢静脈瘤とむくみを治すには重力に逆らう力を強くする

次は、20～21ページの「むくみの危険度チェック」を振り返ってみましょう。むくみは下肢静脈瘤の症状のひとつでもあるのですが、**むくみやすくなるような生活習慣は、下肢静脈瘤にとってもよくない**という相互関係にあります。

ここで、学校の理科室にあった人体模型を思い出してみてください。私たち人間の全身には、赤色の動脈と青色の静脈（血管）が網の目のように張り巡らされていましたよね。

下肢静脈瘤は、この青いほうの「静脈」に深く関わっています。そして、むくみに関係しているのが、その静脈のすぐ脇を流れている「リンパ管」です。

どちらの管も、脚では重力に逆らいながら、それぞれ「血液」「リンパ液」を下から上へと運んでいるのですが、「むくみの危険度チェック」で多くの項目にあてはまる人は、この重力に逆らう力を弱めている、もしくは妨げているのです。そして、結果的には、むくみや下肢静脈瘤を悪化させているのです。

静脈の血流促進に欠かせないふくらはぎの「筋ポンプ」

では、弱くなっている重力に逆らう力は、どうすれば強くなるのでしょう。そこで大切になるのが、30ページから紹介しているセルフケアです。

人体模型で言うと赤色の血管である動脈は、心臓の働きによって血液を全身へと送り出していますが、その血液を押し出す力には限界があり、静脈までは届きません。そこで、**静脈での血流を促すために人体に備わっているのが、「筋ポンプ」**の力です。

静脈やリンパ管は筋肉に接しており、筋肉が動くたびに両管が押されます。このときの収縮と弛緩を繰り返す動きが、ポンプのような働きをして、「血液」「リンパ液」を上へ押し上げるのです。これを、「筋ポンプ」とよび、脚の場合は、ふくらはぎにある腓腹筋《ひふくきん》とひらめ筋の「筋ポンプ」をいかに動かすかが重要になります。

[筋ポンプが働いていない状態]

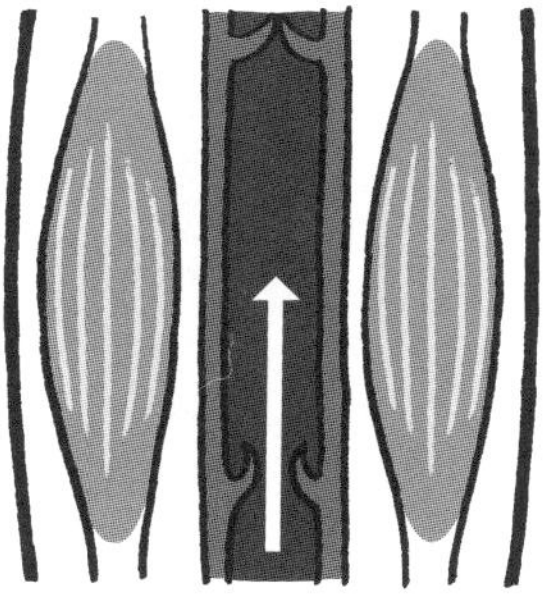

静かに立っているなどの安静時には、血管は一本の道のようになり、血液の重力が直に血管にかかる。

[筋ポンプが働いている状態]

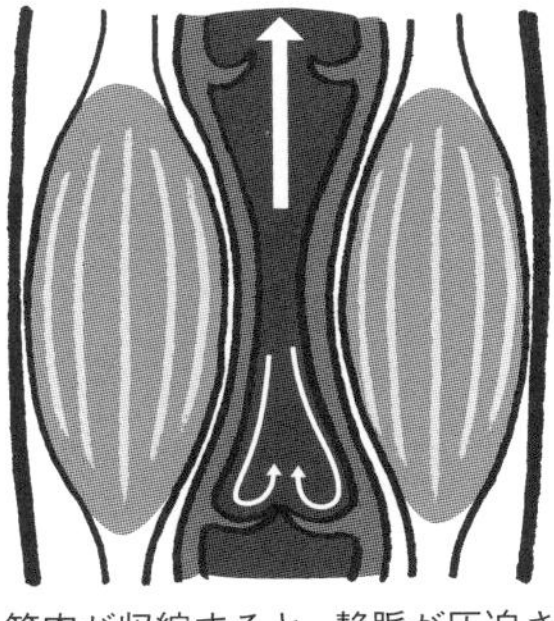

筋肉が収縮すると、静脈が圧迫されて血液がしぼり出されるように流れ出す。弛緩すると下方から血液が再充満する。

今回紹介したセルフケアの中でも、「座って行うストレッチ」「立って行うストレッチ」は、**無理をしなくてもふくらはぎの筋肉が使われ、「筋ポンプ」の働きを活性化**させることができます。それぞれのストレッチにポイントを挙げていますが、基本的にふくらはぎを動かすことを意識して行ってください。

ほかにも、最初に例に出したように、普段はエレベーターを使っているところを階段に変えてみたり、仕事や家事の合間のリフレッシュしたいときに屈伸運動をするだけでも、日常の中でふくらはぎの筋ポンプを動かすことができます。

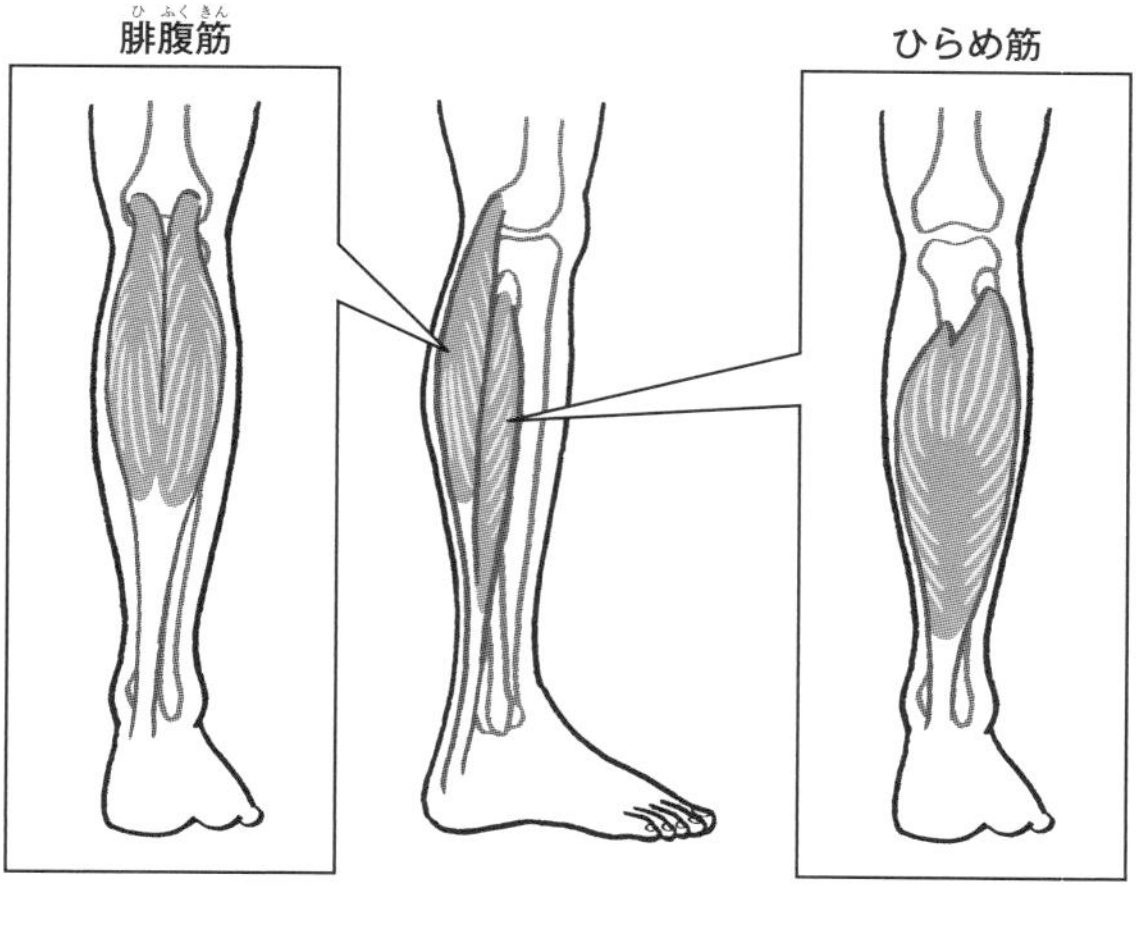

もうひとつの押し上げる力
深呼吸で静脈を動かす「呼吸ポンプ」

実は、私たちが普段何気なく行っている**呼吸も、静脈の血流やリンパの流れと関係**しています。

大きく息を吸うと、胸やお腹が自然と膨らみますよね。人間の体は、息を吸うと胸郭《きょうかく》（肋骨《ろっこつ》などから成る胸部の骨格）が広がり、胸部の内圧が下がります。これを利用して、静脈の中の血液やリンパ液が心臓へ戻ることを助けているのです。

さらに、**腹式呼吸には血流やリンパの流れを促進させる働き**があります。毎朝、「リラックス腹式呼吸」（36ページ）をすることで、血液やリンパ液が循環するだけでなく、気持ちよく一日を始められます。腹式呼吸をすると、息を吸って横隔膜《おうかくまく》が

[呼吸ポンプの働き]

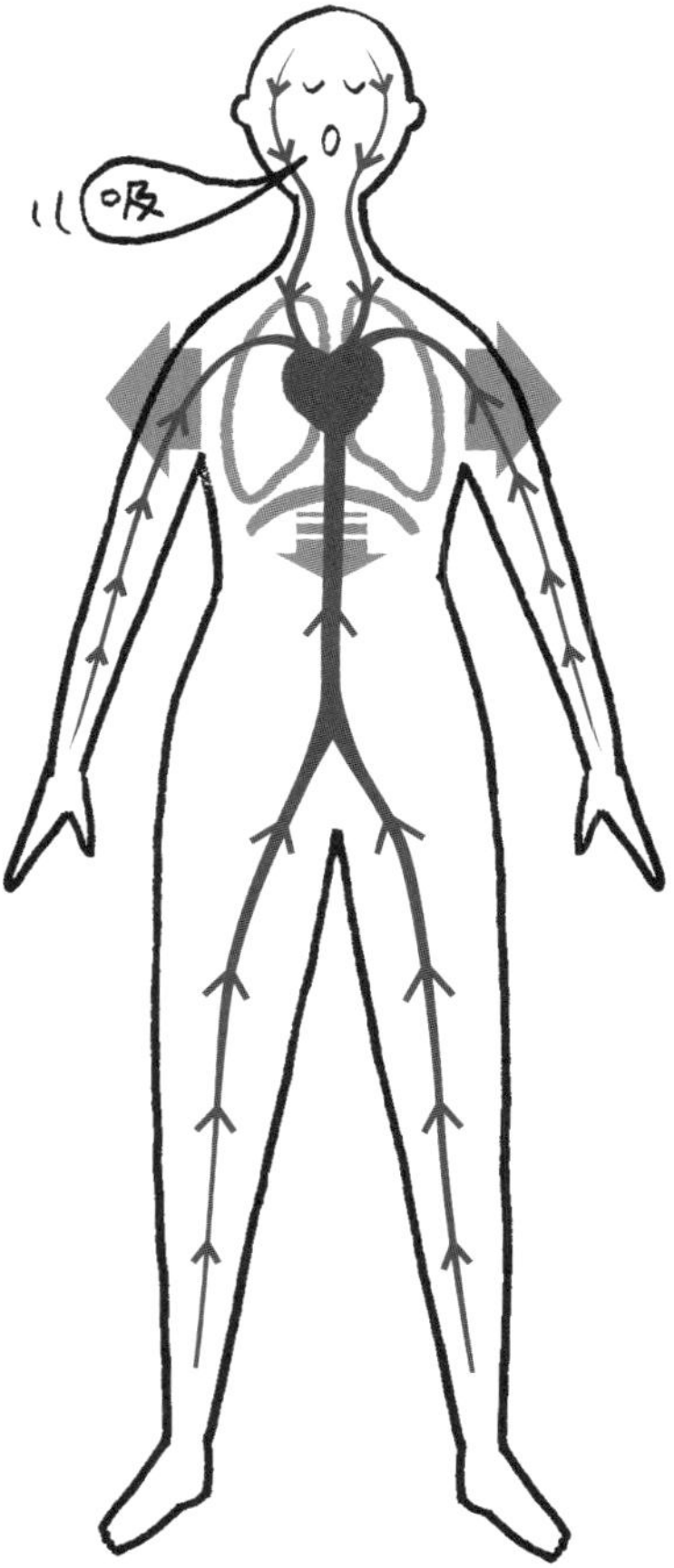

空気を深く吸い込むと、肺は広がり、横隔膜は下がります。すると内圧が下がるので、血液が心臓のほうに引き寄せられる。

下がるたびにお腹に圧力がかかってお腹の静脈が押され、息を吐き横隔膜が上がるとお腹の圧力が弱まって静脈血が心臓へ流れます。この働きが呼吸ポンプで、静脈の流れを助ける大切な力です。横隔膜は単なる膜ではなく、立派な筋肉として働いているのです。

スマートフォンを見たり、パソコンで作業したり、現代人は何かと前かがみになることが多いですよね。すると、**肩こりや、肩甲骨が固まった状態が慢性化し、呼吸が浅くなりがち。**その悪影響は、知らぬ間に血流やリンパの流れにも及び、**やがては全身でさらなる不調を招く可能性もある**のです。

普段の姿勢に少しだけ意識を向けて、できるだけ胸を張るようにしましょう。「大の字深呼吸」（43ページ）をしっかり身につければ、ストレスや頭痛の緩和にも役立ちます。

強すぎるストレッチは逆効果だった

第1章のストレッチを見て「簡単すぎて本当に効くの？」と思った方もいるのではないでしょうか。でも、**「息切れするくらいまで頑張らないと、効果が出ない」というのは、間違った認識**です。また、**「痛みを感じるところまで伸ばさないとス**

トレッチにはならない」と無理に体を動かすと、筋肉を痛めてしまう可能性があるので要注意です。

人間の体はとてもよくできていて、故障を防ごうとする防御機能が備わっています。ですから、ストレッチをする際にも、急に強い力を加えてしまうと筋肉は伸びるどころか、収縮してしまいます。すると、筋ポンプは縮こまったまま。静脈やリンパ管は圧迫され続けるだけで、流れることができず、血流は悪くなってしまうのです。

さらに、過度なストレッチは、**疲労を蓄積させて筋肉のコリを生み、血流やリンパの流れが輪をかけて悪くなるという悪循環**になってしまいます。

血流を促す目的で行うストレッチは、もの足りないと感じる程度、笑顔で行えるくらいがちょうどいいのです。呼吸が浅くなったり、顔をしかめてしまうほど行うのは逆効果。**深い呼吸で筋ポンプも呼吸ポンプも動かしながら行えるのが理想的**なのです。

自分の呼吸が浅くなってしまうのが分からないという人は、歌を口ずさみながら行うのはいかがでしょうか。気分も楽しくなって、毎日続けやすくなるかもしれませんね。

また、第1章では、それぞれのストレッチを行う回数や秒数を記載していますが、これはあくまで目安です。記載されている通りに行うと苦しくつらい場合は、自分に合ったペースで始めても構いません。

ちなみに、**30〜40秒のストレッチが、最も血流をよくする**という説があります。一般的なストレッチを10秒、20秒、30秒、40秒、50秒、60秒ずつ行い、何秒ストレッチした後の血流量がもっとも多くなるかを調べた結果、40秒がもっとも血流量が多くなり、それ以上長くしても効果は上がらなかったのです。

長い時間をかけてつらくなるまで行うよりも、気持ちよく行えば効果は最大限になるという意識で、楽しみながら続けてください。

下肢静脈瘤やむくみになりやすい注意すべき職業とは

実は、下肢静脈瘤やむくみになりやすい、もしくは悪化させやすい職業があります。それは、狭い厨房やカウンターで料理をし続ける料理人（寿司職人など）、美容師や理容師、スーパーのレジ係など、じーっと立っていなければならない立ち仕事の人です。

立ち仕事は、長時間、脚を十分には動かせないというケースがほとんど。そのため、筋ポンプが働かず、さらに重力の圧力が高い状態が続いてしまうのです。私の経験上、1日7～8時間立っている人はリスクが高くなっています。

それでは、料理好きでよく台所に立っている人が、このせいで下肢静脈瘤やむくみになるのでしょうか。答えは、ノーです。

家事の場合は、疲れたら適度に休むことができ、合間に別の家事のために家の中を動き回るからです。それでも気になるという人は、意識してときどき歩くようにして、脚の筋肉を積極的に動かしてください。

また、パソコン作業などのデスクワークも、座りっぱなしで筋ポンプを長時間動かさないため、下肢静脈瘤になりやすいといえるでしょう。**1時間に1回は、座りながら足踏みをする、足首を動かす、立ち上がる**など、意識的に動かすことでリスクを下げることができます。

行儀が悪いといわれていますが、**「貧乏ゆすり」も下肢静脈瘤やむくみ対策にはおすすめ**です。股関節を刺激できるうえ、下半身を小刻みに動かすことで筋ポンプが働き、静脈やリンパの流れが活性化します。

皮膚のすぐ下のリンパ・静脈はマッサージで、深い部分はストレッチでWの効果

静脈もリンパ管も、皮膚のすぐ下を流れている「皮下《ひか》リンパ・表在静脈《ひょうざいじょうみゃく》」と、脚の奥のほうを流れる「深《しん》リンパ・深部静脈《しんぶじょうみゃく》」があります。「皮下リンパ・表在静脈」には、「血流促進マッサージ」（38ページ）のように、そっとやさしくなでる程度に軽く皮膚に触れるだけで十分効果を与えられます。**皮膚の下に溜まっている水分を手のひらで優しくすくいあげるようなイメージ**を持つといいでしょう。

手のひらに溜めた水をこぼさないように、ややゆったりとした一定のスピードを保ちながら、足先からそけい部までさすり上げます。強い力でのマッサージは、逆効果になるだけなので注意しましょう。

水分ではなく、リンパ液が溜まっていることが原因のむくみの場合には、マッサージとは別の対処が必要ですが、それについては後述します。（82ページ）

一方、奥のほうにあるリンパや静脈は、筋肉を刺激することでアプローチできます。第1章のストレッチや呼吸法を行い、筋ポンプと呼吸ポンプを動かすことで流れを促進することができるのです。

ほどよい圧でのマッサージで浅い部分、ストレッチや呼吸法で深い部分。つまり、**本書で紹介するセルフケアさえきちんと行えば、両方向から下肢静脈瘤とむくみを解消することができる**のです。

普段動かさない部分を刺激して血流アップ

普段動かさない部分を動かすことで、滞りがちなリンパ液や血液に新しい流れを作ることもできます。例えば、「足先ぐるぐる体操」（42ページ）は、意識しないとなかなか動かすことのない足首を動かし、普段は靴の中で縮こまっている脚の指をほぐし、血流をよくします。

「太もも上げストレッチ」（32ページ）も脚の付け根から大きく動かすことで、動かさないでいるとだんだん狭くなってしまう関節の可動域が広がります。下肢静脈瘤の改善にはとてもいいウォーキングの際も、自然と一歩の歩幅が大きくなり、脚全体の筋肉を効果的に動かせるようになります。

本書では、下肢静脈瘤やむくみを自分で治す方法をお伝えしていますが、これらの症状がなぜ起きたのかをきちんと知っておくことは、これからの人生をより健康に過ごすために役立ちます。

そこで次章からは、下肢静脈瘤とむくみ、それぞれについて詳しく説明をしていきます。病気のメカニズムを知り、効率よく治していきましょう。

第3章

多くの人を悩ませる
むくみの正体とは？

たかがむくみと放置せず気づいたらすぐに対処することがポイント

夕方になると靴がきつく感じたり、靴下を脱ぐと足首にゴムの跡がくっきりと残っていたり。また、生理周期に合わせて体全体が重だるくなったり。ほとんどの女性がむくみを感じたことがあると思います。症状を訴える人の割合は減りますが、もちろん男性もむくみます。

例えば、同じ体勢のまま長時間乗り物に乗り続ければ、誰でも足がむくみます。それは体のメカニズム上、仕方のないこと。大切なのは、それを「たかがむくみ」と放置しないことです。**気づいたときに対処を始めれば、むくみのほとんどは、「自力」で治すことができる**のです。

病院で「リンパ浮腫《ふしゅ》」（リンパ管が傷ついていたり、先天性の原因があったりすることでリンパ液が溜まりむくんでいる症状）と診断された場合でも、セルフケアで改善されるケースはあります。とにかく、**いかに早く対処を始めるかが、むくみのケアでは重要**なのです。

ふくらはぎと足首で、むくみの度合いが分かる

23ページの「むくみの症状チェック」で、すねを押してみた結果はどうでしたか？　写真と同じように凹んでしまった人には、今すぐ病院に来ていただく必要がありますが、写真ほどは凹まないけれど指の跡がなかなか消えないという人や、そもそも脚がカチカチに硬くて押すことができなかったという人もかなり深刻です。

また、チェックの結果が良好なら、むくみがまったくないかというと、そうでは

ありません。**自覚症状がない「隠れむくみ」の人も少なくないのです。**

それをチェックするために、まず、ふくらはぎを軽くもんでみてください。どんな感触でしょうか？　本来、健康でむくみのない状態のふくらはぎは、ふんわりと柔らかく弾力があります。**ひんやりと冷たかったり、長距離を歩いたわけでもないのに硬く張っていたり、内側にゴリゴリとしたものが感じられたり、もむと痛みを感じたりする**場合、それはむくみの一部を触っているのです。

次は足首を見てみてください。アキレス腱やくるぶしははっきり見えますか？　足首が太いのは、遺伝や肥満のせいだと思っている人が多いようですが、それだけではありません。リンパの流れが悪い状態が続くことで老廃物や毒素が溜まり、むくんでいるケースがほとんどなのです。

また、**むくみがあると関節の動きも悪くなります。**「足先ぐるぐる体操」（42ページ）で足首を回す際に、カクカクとした動きになってしまう人は、最初は**ゆっくりとしたスピードでいいので、しなやかな動きになるように意識しながら回す**といいでしょう。続けることで、むくみが解消されるとともに足が軽くなるのを実感できます。

むくみの原因ともなる「リンパ」の役目とは

むくみは、**体の組織中に水分が過剰に染み出ている場合**と、**体中を巡る「リンパ管」や血管の流れにトラブルが起きている**場合に発症します。リンパという言葉は、ダイエット法などでも話題になるキーワードなのでご存知かもしれませんが、まずは、リンパについて少し詳しくお話ししましょう。

人間の体内には、血管以外に**全身に網目のように張り巡らされている「リンパ**

管」という経路があり、この管の中を流れる体液を「リンパ液」といいます。また、リンパ管の所々には、**約８００個もの「リンパ節」があり、ウイルスや細菌の感染を防ぐ免疫機能と老廃物の濾過《ろか》機能**を担っています。

風邪をひいたときに耳の下が熱をもってふくらんでいるのを感じたことはありませんか？　病院で、リンパ節が腫《は》れていると言われた方もいるでしょう。これはまさに、リンパ節の中で「リンパ球」という免疫機能を持った白血球が、ウイルスと戦っている状態。これによって、体内に入ってきたウイルスが全身に回ることを阻止しているのです。

体内をめぐるリンパ液には、タンパク質や脂肪などの栄養素のほか、乳酸、アンモニア、尿酸などの老廃物も含まれています。**リンパ節は、フィルターのようにこれらの老廃物を取り除き、リンパ液をきれいにして心臓へ戻していく**のです。体内における下水道のような役割を果たしていると言ってもいいでしょう。

[全身を巡るリンパの流れ]

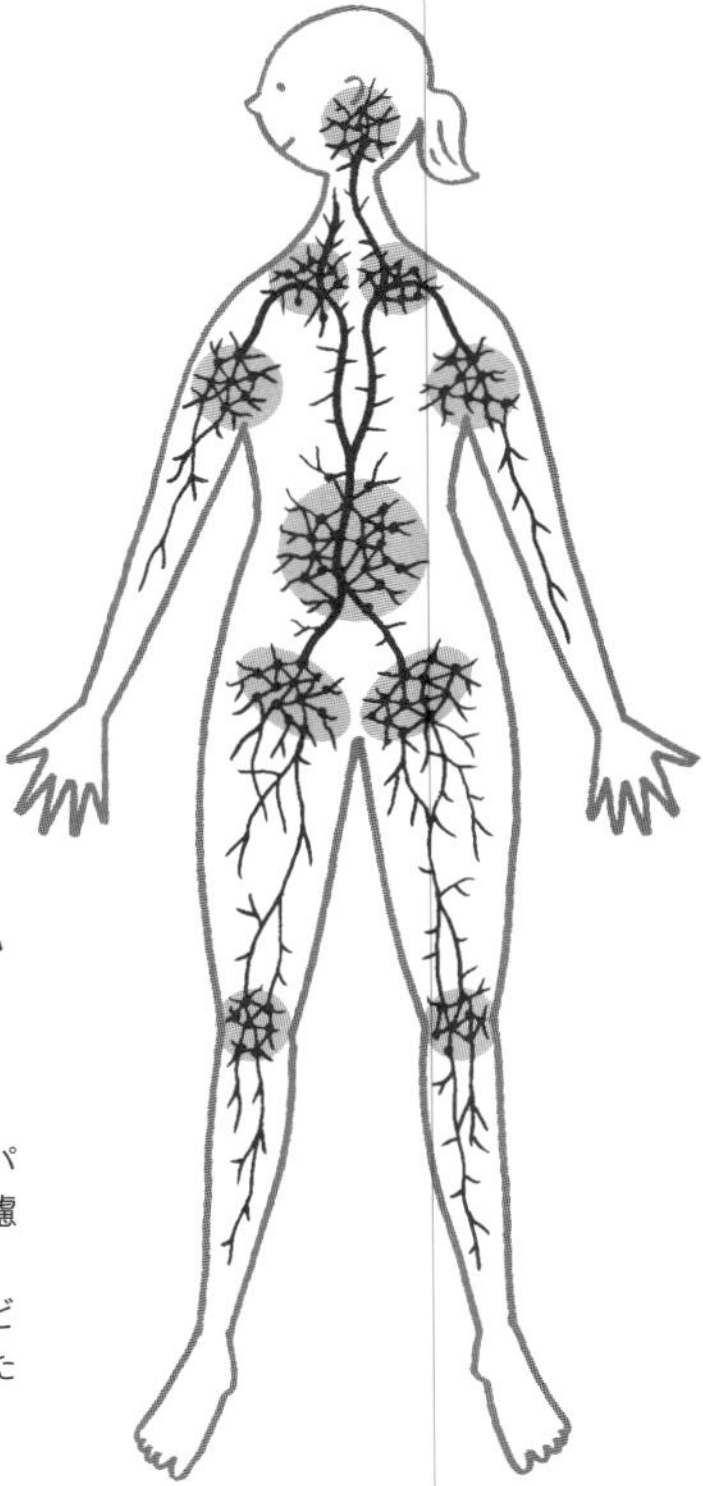

リンパ管は、静脈にからみつくようにして全身に分布し、何度も合流して、体の奥にいくほど太いリンパ管になる。最終的には、首のつけ根の頸部リンパ節を通って鎖骨下の静脈角から静脈につながっている。腹部のリンパ節は体の深部に、ひざのリンパ節はひざ裏にある。

[リンパ節の働き]

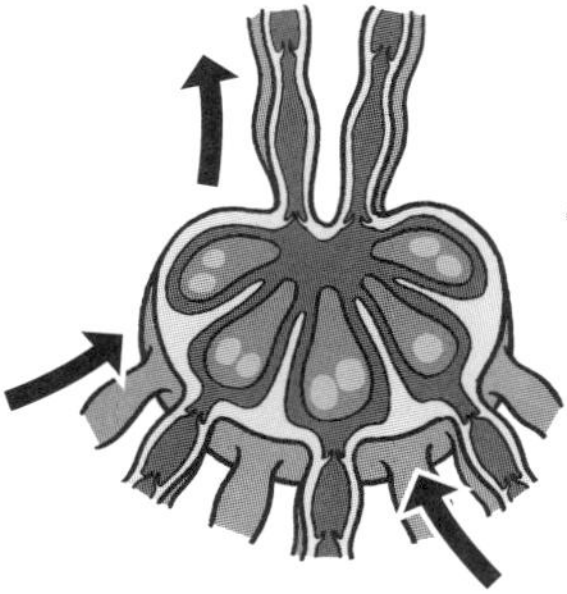

リンパ節は、網状の皮質とリンパ細胞からなっており、リンパの濾過装置としての役目をしている。リンパ節で体に不要な病原体などはやっつけられ、きれいになったリンパ液が心臓へと戻っていく。

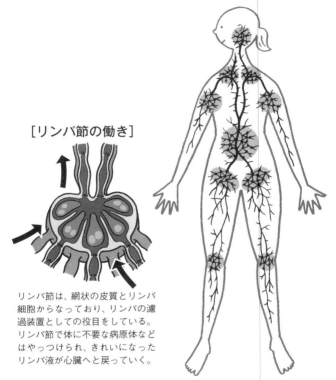

「リンパ」の欠点は、流れが滞りやすいこと

人間の体にとって欠かせない働きをしてくれているリンパ管ですが、欠点もあります。リンパ液を流そうとする力がとても弱いのです。

第2章で、血液の循環は、心臓のポンプ機能によって促されるとお話ししましたが、**リンパ管には心臓のようなポンプ機能はついていません。**リンパ管内の弁の作用で逆流を防ぎながらリンパ液の流れを作っているのですが、その押し出す力が弱いため流れもゆるやか。**1日に体を循環する血液が8～10トンなのに対して、リンパ液はわずか2～4リットル**ほどです。

さらに、リンパ管は**ストレスを感じて自律神経が乱れたり、急な寒さを感じたりすると、流れがますます弱くなり、リンパ液の流れはあっという間に停滞**してしま

います。幸いリンパ液は動脈や静脈のように固まって血栓を作るようなことはありません。ゆっくりでも流れていればいいのです。とはいえ、毎日はストレスの連続。リンパの流れは、常に滞る危機にさらされているのです。

先ほど、「リンパ」の役割を体内の下水道のようなものと説明しましたが、もしその水の流れが滞れば、そこに含まれていたゴミなども流れずに溜まってしまい、体に悪影響が出ることは容易に想像できますね。

リンパの流れが滞ると余分な水分、老廃物、毒素などが蓄積されて免疫機能が低下します。その結果、表れる症状がむくみなのです。ほかにも、「リンパ節」でやっつけられなかった病原菌のせいで風邪をひきやすくなるなど、体調を崩す危険もあります。

逆に、**リンパの流れがスムーズであれば、栄養素が全身の細胞に行き渡るので、臓器は元気に働き、新陳代謝もよくなるので美肌になり、むくみがとれてスッキリ**とした外見も手に入ります。

リンパの巡りをよくするだけでは ほとんどのむくみは治らない

リンパの仕組みを理解したところで、話をむくみに戻しましょう。先ほど、むくみは、体内の過剰な水分が原因で起こる場合とリンパ管に原因があって起こる場合の2種類あるとお話ししましたが、私の経験上、むくみで悩んでいる方のほとんどが前者。そして、「自力」で治しやすいのも水分によるむくみです。

私たちの体は、血液、リンパ液、組織液という水分がほとんどの成分であり、体重の約6～7割を占めています。なかでも血液は、ご存知の通り、血管を通って全身を巡っているのですが、血液の中にある「血漿《けっしょう》」という成分の一部は、動脈などの太い血管から毛細血管を通り、血管の外（細胞や組織のすきま）へ染み出しています。

血管の外へ出た「血漿」は、「組織液」という名前になり、細胞まで酸素や栄養を届けます。そして二酸化炭素や老廃物を回収し、再び毛細血管やリンパ管に吸収される仕組みになっています。しかし、何らかの事情で**吸収する力が弱くなると、余分な水分が細胞や組織のすきまに必要以上に残ったままの状態**になります。この水分が皮下脂肪の部分にまであふれ出ると、目で見ても触っても明らかなほどむくんだ状態になります。つまり、**むくみとは、組織中に染み出る水分と吸収される水分のバランスが崩れた状態**なのです。

近年、「リンパ」という言葉がひとり歩きをしてしまい、リンパの巡りさえよくすれば痩せる、むくみは取れるという説が広がっていますが、大切なのは、体内の水分量のバランスを整えること。このポイントを間違えるといくらセルフケアをしても、むくみはなくなりません。

では、次からは、水分量を調整してむくみを解決する方法をお教えしましょう。

むくみの約7割は運動不足が原因だった

私のところへは、むくみの相談で訪れる患者さんもたくさんいらっしゃいますが、約7割の人が運動不足や水分の摂り過ぎによりむくみが目立ちやすくなっています。

先ほど、血管から染み出た水分は、リンパ管や毛細血管に吸収されると話しましたが、運動不足で脚の筋ポンプが動かされていない場合、この吸収力は弱くなってしまいます。

前述したように、重力に逆らって「リンパ液」を押し上げる力のひとつが筋ポンプの働きです。リンパ管は、表在にあって静脈と連動していますが、「リンパ液」の流れが悪く管内に空きができないと、新たな水分は吸収できません。つまり、**吸収力を上げるためには、リンパ管のめぐりもよくしておく必要がある**のです。そのためにも、本書のセルフケアを毎日行って、筋ポンプをしっかり動かすようにしてください。

また、**水分を過剰に摂取することも、むくみの原因**になります。摂取する水分量が増えれば、体内の水分量が上がります。よく、ダイエットのために、水を数リットル飲むという人がいますが、摂取した水分を体の外へ出すことができなければ、水は体内に溜まっていくうえに、体も冷えてしまいます。すると、腎臓が尿をつくる働きも弱くなり、どんどんむくんでいきます。

お酒の飲み過ぎ、塩分の摂り過ぎも要注意です。アルコール自体には利尿作用があり、さらにアルコールの分解のために多量の水分が消費されるので、体が急激に水分を欲します。そこで新たに水分をがぶ飲みしてしまうため、結果として水分の摂り過ぎになってしまうのです。

さらに、お酒を飲む際のおつまみは、脂っこいものや濃い味付けのものが多く、塩分過多になりがちです。すると、血液中の塩分濃度を薄めるため、水分がどんどん取り込まれます。それによって毛細血管内の水分量が増え、結果的にあふれ出る組織液の量も吸収しきれないほどに増えてしまい、特に足はむくむのです。

普段の食生活で塩分を摂り過ぎている人は、そのままの生活を続けていると高血圧や腎臓疾患など、むくみ以外の疾患にかかる可能性も高まります。また濃い味つけを好むと、肥満にもなりやすいです。**塩の代わりに、ダシや酢を使って料理をすることで少しずつ薄味に慣れ**、これを機に全身の健康を目指しましょう。

脚から水分を追い出すリンパドレナージ

筋ポンプを動かす以外でもうひとつ、脚のむくみを解消する方法があります。それが、**皮膚のすぐ下、静脈の近くを流れている染み出した水分や「皮下リンパ」を**

流れるリンパ液を手で押し上げる方法です。

マッサージに近いものですが、医療用語では「リンパドレナージ」といいます。ドレナージには、「排出」「排液」という意味があり、**むくんでいる部分の皮膚に手を当てて、手のひら全体で心臓方向へ手をすべらせていきます。リンパ管は細く柔らかいので、なでるような優しい力**で行いましょう。

これにより、水分や「皮下リンパ」内のリンパ液を移動させ、皮下脂肪に溜まった水分をリンパ管や細い静脈が吸収しやすくなるので、むくみが軽くなるのです。

本書の「血流促進マッサージ」（38ページ）もこの効果を狙ったもので、血液と同時に、リンパの流れも促進できるのですが、このマッサージの重要なポイントは、最初に、ひざ裏とそけい部をやさしくさすっておくことです。

先ほどリンパ節の役割を説明しましたが、脚のリンパ節は、「そけい部」「ひざ裏」「足首」などにあります。つまり、**リンパの流れの要ともいえる場所をさすっ**

て老廃物を排出する力をアップさせておいてから、足全体に溜まった水分やリンパ液を効果的に流すというわけです。

また、24ページの「下肢静脈瘤の症状チェック」で、太ももの裏などに下肢静脈瘤の写真とは異なる皮膚のデコボコを見つけた人もいたはずです。それは、セルライトです。セルライトは、運動不足や自律神経の乱れなどが理由で、皮下脂肪組織に脂肪、水分、老廃物などが溜まり固まった状態ですが、「血流促進マッサージ」（38ページ）をすれば、滞りを解消でき、セルライトも目立たなくなっていきます。

肥満による心臓への負担もむくみの原因になっていた

運動不足とも関連がありますが、肥満によってもむくみが生じます。

人間の体を車に見立てると、心臓はエンジンのようなものです。小さな車体を動かすためのエンジンに、不自然に大きな車体（太った体）を合わせれば、エンジンに過剰な負担がかかります。

血管やリンパ管のめぐり、吸収力には、心臓ポンプの力も関係しています。しかし、その心臓に過剰な負担がかかっているとどうなるでしょう。心臓の動きは本来よりも悪くなり、ただでさえおよびにくい**心臓ポンプの脚への作用は、よりわずかなものになってしまう**のです。

ほかにも、皮下脂肪には、水分が滞りやすい特徴があります。太っている自覚がある人は、第1章のセルフケアを毎日の習慣にして体を動かすクセをつけましょう。浅い呼吸になりがちな人は、「大の字深呼吸」（43ページ）を身につけ、意識して深呼吸を行うことも忘れずに。

食事と運動に気をつけてダイエットしていたら、いつの間にかむくみも治っていたということもあるので、日々の生活を今一度見直しましょう。

医師の診断が必要なむくみもある

運動不足や水分の摂り過ぎ、肥満のどれも当てはまらないのにむくんでいるという場合には、医師に相談したほうがいいむくみの可能性があります。これまでセルフケアで改善できるとお話ししてきたむくみですが、中には、何らかの病気があってそれがむくみを引き起こしている場合があるのです。

「病的なむくみ」は、自分で原因を判断できない、もしくは勝手に判断すると危険なむくみです。第1章で紹介しているマッサージやストレッチ、呼吸法などをしたからといって病気が悪化してしまったり、取り返しのつかないようなことになることはありませんが、完治のためには、医師の診察を受けてから、正しい改善方法に取り組まなければいけません。

もちろん、**原因さえきちんと把握すれば、「病的なむくみ」であっても改善はできるので**安心してください。

触ると硬い、左右の脚の太さが違うこんな症状がある人は要注意

もしかしたら、自分のむくみは病的なものかもしれないと不安になったという人は、まず、むくんでいる脚をよく見てください。

そのむくみは、左右の片側だけでしょうか？　メジャーで左右のふくらはぎの最も太い部分を測ってみて、もし**左右の太さが2、3センチ以上違うなら、血管やリンパ管のトラブルが原因になっている病的なむくみ**を考える必要があります。

また、むくんだ部分を触ってみてください。ほかの部分と同じように弾力があり

ますか？　むくみというよりも腫れているようにパンパンだったり、皮膚がカチカチに硬くなっている場合も一度、病院へ行くことをおすすめします。

逆に、左右の太さは変わらない、皮膚や筋肉の弾力もほかの部分と変わらないという場合は、前述したように、筋ポンプを動かしたり、リンパドレナージを行ったりするなどのセルフケアを始めましょう。

血管に原因があるむくみ
下肢静脈瘤と深部静脈血栓症

血管といっても、**動脈がむくみの原因となることは少なく、多くは静脈に原因が**あります。そして、むくみで来院した私の患者さんの約2割は、下肢静脈瘤です。

ひと言で下肢静脈瘤といっても、種類や症状の重症度はさまざまですが、静脈瘤があるということは、静脈の働きが悪くなっているということです。心臓へ戻る血液の流れが滞れば、毛細血管の中の血圧が上がり、血液が血管の外へたくさん漏れ出し、その量がリンパ管による吸収を上回るのでむくんでしまいます。

足を下に下げている時間が長いほどむくみが強くなり、安静にして足を高くしていると改善するのが特徴です。下肢静脈瘤については、セルフケアで改善する方法も含め、第4章以降で詳しく説明します。

また、**エコノミークラス症候群の原因にもなる「深《しん》部《ぶ》静《じょう》脈《みゃく》血《けっ》栓《せん》症《しょう》」**も、むくみが起こる病気です。詳細は第6章で説明しますが、骨盤の中の太い静脈や深部静脈などに血栓ができた場合、脚に急激に血液が溜まってしまい、**脚がパンパンに腫れて、強い痛みやしびれを伴うのです。**

症状が、血栓ができている片方の脚だけに出るのが特徴ですが、もちろん、両脚に血栓ができた場合には、両脚がむくみます。一般的には、弾性ストッキング（1

30ページ）などを着用する圧迫療法や薬を服用することなどで対処しますが、それでも改善しない場合は、手術をすることもあります。

さらに、確率としては低いですが、**出生前からの血管の形成異常の場合もあります。**血流の遅い「毛細血管奇形」「静脈奇形」「リンパ管奇形」と、血流の速い「動静脈奇形」に分けられており、生まれつきのものですが、外傷や感染、ホルモンバランスの変動など成長によって症状が強く出るようになっていくのです。自然に治ることはありません。それぞれの症状に合わせて、手術や塞栓術《そくせんじゅつ》、硬化療法《こうかりょうほう》などの治療を行います。

リンパ管に原因があるリンパ浮腫

先天的にリンパ管の発育が悪い場合なども含めて、**がんの手術をした経験がある**

など、何らかの理由で本来なら「リンパ液」として運ばれるはずの体液が組織内に残ってしまうことによるむくみをリンパ浮腫といいます。

手術後といっても、何十年か経ってから症状が出る場合があります。また、慢性的な水虫から雑菌が入り込み、リンパ浮腫にまでなってしまうこともあり、皮膚は常に清潔にするということが予防策のひとつになります。

リンパ浮腫は全身に起こりますが、約7割が重力の影響を受けやすい脚に起こるとされています。**明らかに異常なむくみが起こり、左右の脚でむくみの状態が違う**ことがあります。男性より女性に多いのも特徴で、自分では気づかないうちに発症しているというケースも少なくありません。

むくみ以外の自覚症状があり、むくんでいる部分が、**だるく、重く、疲れやすく、皮膚が乾燥したり硬くなったり**します。乾燥のようにカサつく程度ではなく、触るとカチカチという状態です。

また、明らかにむくんでいる状態ですが、ぶよぶよとしたむくみではなく、パンパンに膨らんでいるような状態で硬くなっているため、23ページの「むくみの症状チェック」ですねを押そうとしても凹みません。

さらに、見た目の症状はひどくても痛みは出ない場合が多く、皮膚がつっぱるような感じがする程度です。さらに、人によっては蜂窩織炎《ほうかしきえん》といって真っ赤になる症状が出てしまうこともあります。

下肢静脈瘤と同じく**治療せずに放置しているとゆっくりと進行していき、症状は悪化**していきます。症状が軽減しても、完治することは難しく、一生付き合っていくことになります。

ただし、リンパ浮腫を心配して受診される患者さんの中には、単に太っているのが原因ということがあります。皮膚に細菌による炎症や化膿を合併していることもあるので、肥満のせいだと言われてもピンとこないようなのですが、リンパ管自体は正常ですから病的なリンパ浮腫とは異なります。

本書で紹介しているセルフケアを行いつつ、食生活を見直して体重管理を行えば、このようなむくみは完治します。

肝臓や腎臓に原因があるむくみ

脚だけではなく全身にむくみが見られるときに疑うのが、内科的疾患です。心臓や腎臓、肝臓などの働きが悪くなると、体内の水分を体外に排泄する力が低下して、むくみが出ることがあるのです。

このむくみの場合、23ページの「むくみの症状チェック」ですねを押したときに、病的ではないむくみやリンパ浮腫と比べて、**凹みが元に戻るのに時間がかかる**という特徴があります。

貧血、甲状腺疾患、腎不全、心不全、肝硬変、リウマチ、膠原病《こうげんびょう》、アレルギー、悪性腫瘍など、疑うべき症状はさまざまで、医師は、心電図、エックス線検査、尿検査、血液検査などを行って、心臓、肝臓、腎臓の働きを調べます。

治療は、むくみに特化した内容ではなく、原因となる疾患を治療していくため、内科の医師と協力しながら進めていきます。実際に、むくみで診察を受け、結果的にガンの発見につながることもあります。

むくみは、多くの人が悩んでいるぶん軽視されがちですが、**痛みがひどいときは、まず医師の診察を受ける**ことをおすすめします。

第4章

正しい知識があれば
下肢静脈瘤はこわくない

下肢静脈瘤は古代からある病気だった

最近、いたるところに専門クリニックができるほど、広く知られる病気になった下肢静脈瘤ですが、この病気に悩まされているのは現代人だけではありません。

その歴史はとても古く、紀元前1500年頃の古代エジプトの文献では「へびのような」という説明がされており、紀元前400年頃のギリシャの石像には、ぶどうに例えて下肢静脈瘤が刻まれています。ひと目で分かる病気だったので、人々に恐れられ、患者たちは周囲から気持ち悪がられていたようです。

当時は、下肢静脈瘤のボコッとしたふくらみの中には、悪い（汚い）血が溜まっていると考えられていました。そのため、治療法は、血管からひたすら血を抜く「瀉血《しゃけつ》」という方法でした。今考えると、少し滑稽《こっけい》ですよね。

けれど、安心してください。研究が進み医療は発達して、**適切な治療と効果的なセルフケアで症状を抑えることができるため、現代では下肢静脈瘤は怖い病気ではありません。**万が一、症状が進行してしまっている場合でも劇的によくなる治療法があります。

自分の症状に合った正しい方法で治していくために、まずは体のメカニズムと下肢静脈瘤の基礎知識を解説しましょう。

下肢静脈瘤の原因は意外な場所にあった!?

早速ですが、クイズです。次のページにあるのは、実際に下肢静脈瘤に悩む患者さんの左足の写真です。では、静脈にトラブルが起きている可能性があるのは、A～Cのどの部分だと思いますか?

（正解は100ページ）

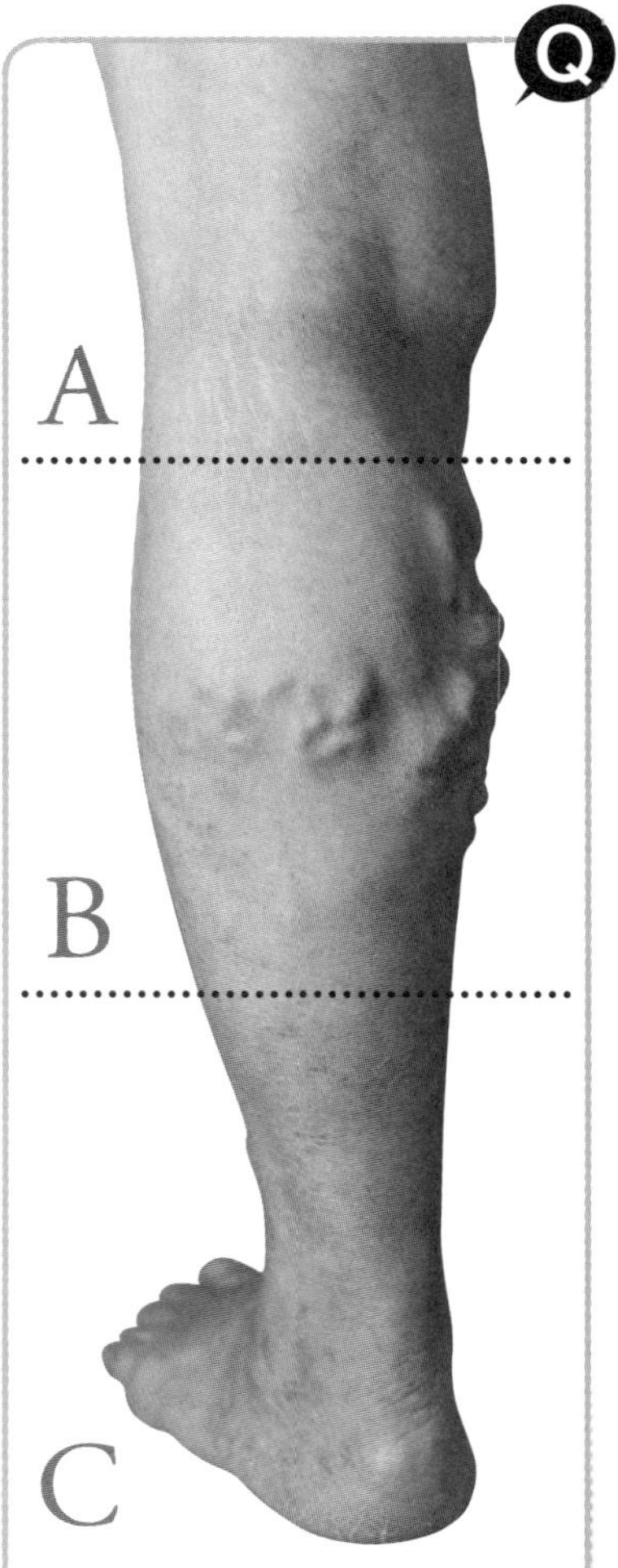

このクイズを解くために、まずは、血液が体内でどんな働きをして、どのように流れているのかを理解しておきましょう。

大まかに言うと、**血液は体内の各部分に必要なものを運び入れ、不要なものを運び出す働き**をしています。人間が生きていくのに酸素が欠かせないことはご存知の通りですが、その酸素や腸で吸収された栄養分を運んでいるのが血液。体内で不要になったものを尿や汗として体外に出せるように運ぶのも血液です。

また、私たちの体温を一定に調整する働きをしているのも血液ですし、血液中の成分である白血球は、病原菌から私たちの体を守ってくれます。

そんな大切な役割を果たしている**血液は、心臓から動脈を通って足先まで届き、そこから静脈を通って心臓へ戻ります**。心臓から出ていくときは、心臓のポンプの力で流れていくことができますが、心臓から最も遠く重力の影響を受けやすい脚の静脈は、血液を心臓へ戻そうとする力が足りないため、重力の影響を受けて血液が地面のほうへ戻ろうとしてしまうのでしたね。

このときに、**血液が地面の方へ逆流するのを防いでくれるのが、血管の内側にハの字型についている「弁」**です。正常な静脈では、血液が通過するときにこの「弁」が開き、通過すると閉じて逆流を防ぎます（57ページ）。

しかし、**「弁」が何らかの理由で壊れて閉じなくなってしまい、そのため、血液が逆流して血管内に溜まり、静脈の形に沿ってボコッと浮き出てしまう**ことがあります。これが、下肢静脈瘤なのです。

つまり、**原因は血液の逆流を防ぐ役目を果たさなくなった「弁」**にあり、その「弁」は実際に血管が浮き出ている部分より上の「A」にあるのです。

Aの部分の弁が壊れたために、血液が重力で地面のほうへ逆流し、その血液が行き場を失って静脈に溜まって瘤《こぶ》のようにふくれたものが静脈瘤。写真では「B」の**ボコボコと膨れた部分が目立つので、ここがトラブルの元凶だと誤解する人が多いのですが、実際はそうではない**のです。

ただし、ここまで下肢静脈瘤の症状が進んでいる場合は、ほかの部分にもトラブルが起きている可能性が高いので、正解はＡＢＣのすべて。**静脈瘤が目立つ部分だけでなく、脚全体をケアしていく必要がある**のです。下肢静脈瘤のできる仕組みを少し理解していただいたところで、次は、症状のお話をしましょう。

もしかして私の脚にも静脈瘤がある!?
目に見えない意外な5つの症状

初期の下肢静脈瘤の代表的な症状は、脚が「だるい、重い、かゆい」というものですが、このような症状がないからといって安心というわけではありません。ほかにも次のような症状が出ることがあるので、当てはまる症状がないかどうか確認してみましょう。

①疲れやすい

全身が疲れやすくなったと感じるのは、加齢や運動不足による体力低下、貧血、栄養不足、心臓病、肺の病気などが原因ですが、**特に脚が疲れやすくなったと感じるときは、下肢静脈瘤の可能性があります。**

下肢静脈瘤の場合には、特に長時間立っているときや座っているときに疲れやすくなります。

②足がむくむ

女性は足のむくみに悩む人が非常に多く、すべてが静脈瘤が原因というわけではありませんが、**むくみの症状が年々悪化している場合は、下肢静脈瘤が疑われるので注意が必要**です。詳しくは第3章で紹介しているので、そちらをご覧ください。

③こむら返りを起こしやすい

「こむら」とは、ふくらはぎのことで、主にふくらはぎに起こりますが、足の指や太ももの筋肉に起こることもあります。ただの筋肉疲労だろうなどと勝手な自己判断で安心してしまいやすい点も要注意です。

眠っているときに起こしやすいという人は、脚を高くして寝たり、寝る前にふくらはぎを動かしておくといいでしょう。

下肢静脈瘤以外にも、血液の異常があるときに、こむら返りになりやすいといわれています。「こむら返り」だけでなく脚のしびれも併発していたり、腰痛がある場合は、「下肢静脈瘤」以外の疾患の可能性も考えられます。

④脚が痛い

こむら返りのような一時的な痛みとは違い、痛みが続くときは、最も痛い部分が静脈のふくらみと一致しているかの観察をしてみてください。**静脈瘤によって溜まった血が固まり、血栓になっている可能性**があります。

⑤生理時に不快感がある

目に見えない骨盤内の太い静脈に静脈瘤ができていると、**生理時に腰やお尻、太ももの裏側が痛かったり、重かったり**します。お尻の下のやや内側に、目に見える静脈瘤が根っこのように広がることもあります。

	合計(%)	男性(%)	女性(%)
浮腫	41.2	33.9	45.0
色素沈着	20.7	28.0	16.8
湿疹	13.6	16.3	12.2
皮膚硬結	8.8	9.9	8.2
血栓性静脈炎	6.6	6.5	6.7
潰瘍	6.0	8.6	4.6
出血	0.8	1.3	0.5
肺塞栓症	0.2	0.1	0.2

＊調査対象は14051人(男性4850人、女性9201人)。症状は複数回答可。

下肢静脈瘤の人に見られる症状や他覚的所見 ［出典］静脈学,2016;27(3):249-257

瘤の形の違いは静脈の種類が理由

手や足の甲を見てみると、青く浮き出て見える血管がありますね。これが、静脈です。動脈を通り、体のすみずみで使われて不要になった老廃物や二酸化炭素を含んだ血液が、ここを通って心臓へと戻ります。

このように**皮膚の浅いところを通って目に見える静脈は**「**表在静脈《ひょうざいじょうみゃく》**」と呼ばれます。手にはこの表在静脈しかないのですが、脚の静脈には、別の種類の静脈もあります。それが、**目に見えない奥のほうで動脈に沿って流れている**「**深部静脈《しんぶじょうみゃく》**」。表在静脈よりもずっと太い静脈で**全身の血液の約90%を運んでいます**。

筋ポンプと呼吸ポンプの力で血液を運んでいる静脈は、もともと流れが遅く、心臓ポンプの力で勢いよく流れる動脈よりも詰まる危険性が高くなっています。さらに、脚は心臓から遠く離れているので、心臓ポンプの作用が一層届きにくくなります。そのため、人間の体は「表在静脈」と「深部静脈」の2つの通路をつくることで、脚の血流が滞るのを避ける仕組みになっているのです。

[足を流れる静脈の位置と名称]

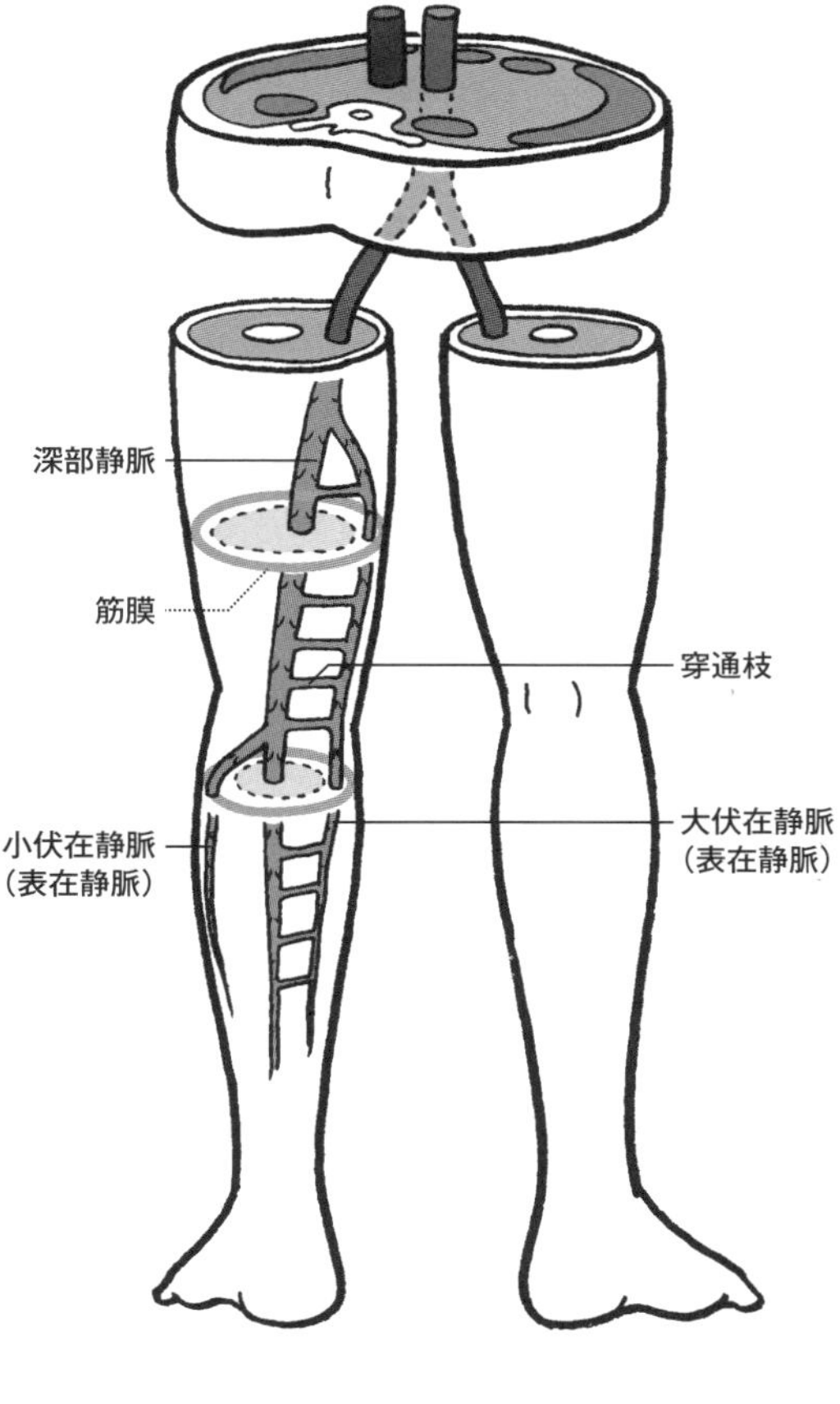

さらに、「表在静脈」には、脚の内側を足首から脚の付け根まで60〜80センチほど流れている「大伏在静脈《だいふくざいじょうみゃく》」と、足首からふくらはぎを通りひざの裏側から「深部静脈」につながっている「小伏在静脈《しょうふくざいじょうみゃく》」があります。

ひとことで静脈といっても、これだけの種類に分けられるのです。それらの静脈のどこで「弁」が壊れているのかによって下肢静脈瘤の形や種類も変わります。次にその種類を紹介するので、26〜27ページの症例写真とともにご自身の症状に当てはまるものがないかを見ていきましょう。

●患者数が最も多く大きな瘤ができる「伏在静脈瘤《ふくざいじょうみゃくりゅう》」

私の元を訪れる**患者さんの約70％が、下肢静脈瘤の中でも「伏在静脈瘤」**という診断になります。この症状は、脚の付け根から足首付近までの「弁」が壊れているので、静脈全体に逆流が生じているのが特徴です。

ひざ下の内側に蛇行した大きな瘤《こぶ》がみられる「大伏在静脈瘤」とひざ裏の「弁」

が壊れてふくらはぎに瘤が目立つ「小伏在静脈瘤」に分けられます。

瘤の大きさゆえに大量の血液が溜まるため、足がだるくなったり、むくむなどの症状が出たり、うっ滞性皮膚炎《たいせいひふえん》や潰瘍《かいよう》（142ページ）を起こしやすくなります。進行すると手術が必要になる場合もあります。


また、「伏在静脈」と「深部静脈」をつないでいるのが、「穿通枝《せんつうし》」という小さな静脈。ここにも、逆流が起こると、さらに多くの血が「表在静脈」に集まるため、瘤の一部が自然に固まってしまい血栓症と呼ばれる状態になることもあります。

●枝分かれした静脈に起きる「分枝静脈瘤《ぶんしじょうみゃくりゅう》」

「伏在静脈」から枝分かれした**2～3ミリの静脈にできる静脈瘤が「分枝静脈瘤」**です。「伏在静脈」に逆流がない場合、こちらに分類されます。

初期の静脈瘤であり、自覚症状や皮膚炎を起こすことはあまりなく、注射を使ったフォーム硬化療法（164ページ）を行います。この症状であれば、**セルフケア**

を早期に始めることで改善が期待できます。

●ひざ裏に表れやすい「網目状静脈瘤《あみめじょうじょうみゃくりゅう》」

若い人のひざ裏でも見られることが多く、自覚症状の少ない静脈瘤。**太さ1～2ミリの青い線が網目のように広がる**ものの瘤が盛り上がることはありません。

足のむくみやだるさに悩んでというより、見た目をきれいにしたいという目的で治療する人が多く、治療はフォーム硬化療法（164ページ）が適しています。

●放置されてしまいがちな「クモの巣状静脈瘤《すじょうじょうみゃくりゅう》」

皮膚の中にある直径0.1ミリ以下の細い毛細血管にできる静脈瘤。**赤い糸のような血管がクモの巣のように広がって見えますが**、自覚症状はほとんどありません。

ほかの静脈瘤と混在していることがあり、加齢とともに増えていきますが、これが進行して重篤な静脈瘤になってしまうということはありません。

細い注射針を使った硬化療法（164ページ）を行います。

重症度は太さや長さでは判断できない

あなたの脚の静脈瘤がどのタイプに分類されるのか分かりましたか？

「伏在静脈瘤」や「分枝静脈瘤」など、静脈瘤が大きくて目立つ方は、下肢静脈瘤下肢静脈瘤の中でも自分の症状は重いと考えているかもしれません。しかし、単純にそうではないのです。**静脈瘤には国際的な重症度分類があり、長さや太さだけで重症とはいえません。**むしろ、それだけであれば中等症と考え、色素沈着がひどくなり潰瘍ができるようになっている状態を重症とします。

「静脈瘤が大きいから重症で、痛くて怖い治療が必要になるのでは？」と病院へ行くことを躊躇《ちゅうちょ》したり、はたまた「目立たない大きさで自覚症状もないから症状は軽いはず」と勝手に自己判断して放っておいたりしないでください。

中等症のうちに医師の診断を受け、重症にならないように正しい治療とセルフケアに取り組みましょう。

下肢静脈瘤は高齢者だけの病気ではない

第2章のグラフ（51ページ）を見ても、年齢が高くなるほど患者が増える下肢静脈瘤ですが、**高齢になるほど発症しやすいというわけではありません。**多くの場合は、20〜30代のうちに発症しているものの、加齢によって静脈瘤が進行し、目立つようになってくるのです。だからこそ、**重症化する前に、できるだけ早くセルフケアや治療を開始することが重要**なのです。

一方、**年齢に関係なく、静脈瘤ができやすくなるのが妊娠**によってです。しかし、なぜ発症しやすくなるのかは、まだはっきりとは分かっていません。ただ、200

7年に行われた調査で、手術で切除した静脈瘤のある部分に歯周病を引き起こす細菌が見つかりました。妊娠中は、歯肉が悪くなり炎症を起こす妊婦がたくさんいます。この歯周病菌が、何らかの理由で血液に入り込み、静脈の弁に付着して壊してしまうのではないかと考えられます。

また、妊娠中は胎児のいる**子宮がお腹の中の静脈を圧迫して血流が悪くなって静脈瘤ができて**しまったり、**ホルモンの影響で静脈が太く柔らかくなって「弁」がうまく閉じなくなり、発症する**こともあります。

さらに、妊娠・出産を繰り返すたびに静脈瘤は悪化していく傾向にあり、母親になるということは、女性の体にとっていかに負担の大きいことなのかと感じます。

余談ですが、歯周病を起こす細菌や歯周病の際にできる物質は、血液や肺に入り込み、心臓病（虚血性心疾患）や数々の血管疾患や動脈瘤、細菌性肺炎、糖尿病の悪化につながるといわれています。下肢静脈瘤の治療のみならず予期せぬ病に苦しめられないためには、オーラルケアもかかせないのです。

下肢静脈瘤は女性特有の病気!?

下肢静脈瘤の患者は、男性より女性が2.4倍くらい多いといわれています。手術治療の予約リストを見ると、40~70代の女性がほとんどを占めています。しかし、女性特有の病気かといえば、そうではありません。男性も同じように患います。

ただ、男性は脚の毛を剃らないので静脈瘤に気づかなかったり、もし気づいてもズボンで隠せてしまうのでひどい自覚症状がない限り、見過ごしてしまいます。実際、**男性が病院を受診する際には、すでに症状が重症化していることが多い**のです。パートナーがいる人は、24~25ページのチェックをふたりで互いに行ってみてはいかがでしょう。

ただし、**女性にしか表れない下肢静脈瘤もあります。**女性の外陰部や内股や太ももの裏側にできる「陰部静脈瘤」です。

「分枝静脈瘤」に分類され、妊娠や出産をきっかけに卵巣のまわりに静脈瘤ができ、**生理のたびに痛みや脚のむくみなどの症状が表れる静脈瘤**です。生理時はホルモンバランスも変動するので、静脈瘤がない方でもむくみや腰、腹部の痛みを伴う場合がありますが、陰部静脈瘤があるとより顕著に症状が出ます。

この静脈瘤は、症状が強くても見た目では分かりにくい傾向にあります。そのため、一般の医療機関では「気のせい」だと放置されてしまいがちで、秘かに悩んでいる女性がたくさんいます。

セルフケアの中でも、「足首ぶらぶら体操」（30ページ）は骨盤のゆがみを整える効果も期待できるので、積極的に行うようにしてください。

陰部静脈瘤があっても、重症化することなく閉経すれば症状はなくなるか軽くなります。ですが、毎月つらい思いをしている方は注射による硬化療法（164ページ）で劇的に改善されることも多いので、専門医に相談してください。

下肢静脈瘤は遺伝する可能性があった

静脈瘤に悩む人の中には、母親にも静脈瘤があるというケースがたくさんあります。下肢静脈瘤を発症する確率は、両親ともに下肢静脈瘤があると90%、片親だけでは25〜62%、両親ともに下肢静脈瘤がないと20%といわれています。

しかし、意外なことに静脈瘤を起こす遺伝子は見つかっていません。明らかになっていることは、**静脈瘤ができやすい体質は、日々の生活でつくられ、親の生活習慣は、子どもにも受け継がれる**ということです。

もし、「自分に静脈瘤があり、子どもに遺伝しないか心配」という人は、生活習慣を見直しましょう。そして、静脈瘤の疑いが出るより前から、本書で紹介しているセルフケアを母娘で予防法の一環として行ってください。若いうちに始めるほど、静脈瘤を発症させる可能性を減らすことができます。

血液ドロドロでも下肢静脈瘤にはならない？

血管の病気というと「ドロドロの血液をサラサラにしなくちゃ」と考える人が多いようですが、血液の状態は、実は下肢静脈瘤には関係がありません。メタボリックシンドローム（内臓脂肪型肥満に加え、高血糖、高血圧、脂質異常症のうち2つ以上に該当している状態）やコレステロール値、血糖値も直接的な下肢静脈瘤の要因ではないのです。

しかし、血液がドロドロだったり、メタボといわれる人は、肥満体型だったり、運度不足だったり、という場合が多いですよね。

太っている人は、妊娠中と同じで、重さの分だけ下肢の静脈にかかる圧が高くなり、静脈瘤に悪影響を与えます。飲酒もお酒自体が悪いわけではありませんが、一緒にカロリーの高いものを摂ってしまったり、食欲の制御が利きづらくなって体重増加の要因になります。その意味では、下肢静脈瘤を招くといっても言い過ぎではありません。

そんな方々にとても簡単な健康法をお教えしましょう。たった10秒ですむので、忙しくて続けられないという言い訳はできませんよ。私自身も実践している方法ですが、それはずばり、毎日体重計に乗ることです。数字で自分の状態を思い知ることは、どんな治療より効果があります。下肢静脈瘤に限らず、どんな病気も自分の体に向き合う習慣がないことが遠因なのです。

また、喫煙は、静脈瘤ではありませんが、動脈硬化になる恐れがあります。脳の血管が詰まれば脳梗塞、心臓の血管が詰まれば心筋梗塞、下肢ならば閉塞性動脈硬化症など、重大な病を引き起こします。

さらに、喫煙は歯周病にも関連するので、前述のように下肢静脈瘤の遠因となるかもしれません。健康を望むなら、やめることをおすすめします。

水虫が原因で下肢静脈瘤が悪化することも！

また、意外に思われるかもしれませんが、「水虫」でもむくみが起きることがあります。

水虫は、白癬菌《はくせんきん》というカビが付着して皮膚に水泡ができて白く変色してかゆみが発症しますが、進行すると表在性の雑菌が皮膚を越えて血管と脚にあるリンパ管へ侵入します。すると、リンパ管に炎症が起こりむくみが出ることもあります。そのときに静脈付近に炎症が及ぶと、下肢静脈瘤に感染し悪化させるのです。

先日も、脚がパンパンにふくれあがっているのに、どの病院でも改善できなかった海外からの患者さんが来院されましたが、水虫の治療を行ったらドラマチックによくなり喜んで帰っていきました。まさか原因が水虫だとは思わなかったようです。

水虫にならないように、普段から靴の中や皮膚を常に清潔にするようにしてください。もし、水虫の症状が少しでも出たら、悪化させないために直ちに治療をすることも、下肢静脈瘤悪化の予防になります。

静脈瘤にとって「いい締めつけ」と「悪い締めつけ」

前述の立ち仕事のなかでも特に下肢静脈瘤を悪化させてしまいがちなのが寿司職人です。ネタの仕込みから接客まで同じ場所に10時間以上も立ち続ける彼らは、潰瘍ができるほど重症化したり、手術を行っても再発してしまったりということが少なくありません。

そんな彼らが、そうならないために着用しているのが、弾性ストッキングです。**締めつけることによって脚の血流を改善し、静脈瘤の発生を防ぐ目的があるほか、できてしまった静脈瘤の進行を抑える**目的があります。

「だるい、重い、かゆい」などの症状がある人は、寝るとき以外は一年中履き続けることをおすすめします。下肢静脈瘤の患者さんにとって、弾性ストッキング（ハイソックス）は、体の一部といっても過言ではないでしょう。

ただし、間違えてはいけないのが、私がおすすめしているのは医療機関で処方される医療用の弾性ストッキングだということです。ドラッグストアなどで市販されているものとは少し性能が異なります。詳しくは、第5章で紹介しますが、医療用のほうが理論的に設計されており、圧力が強いためより効果的です。

とはいえ、何よりもまず実践すべきは、毎日できるストレッチや呼吸法などのセルフケアです。「下肢静脈瘤」の一番の処方箋は、自分の脚に対する意識を高めること。自分の脚から目をそむけることなく、現在の症状をよく見て知りましょう。そのうえで、脚をしっかり動かすということを心がけてください。

第5章

下肢静脈瘤・むくみの解消に役立つ日常生活のヒント

日常生活を少し変えるだけで症状はみるみる改善する！

第4章でお話ししましたが、**むくみや下肢静脈瘤の原因は、「弁」が壊れて、水分や血液が脚に滞ってしまっているから**です。「弁」を再生できればいいのですが、残念ながら今の医学でそれはできません。かつて弁形成術という方法が試みられましたが、現在ではほとんど行われていません。

そこで、思い出してほしいのが、もうひとつの原因である重力です。むくみや下肢静脈瘤を改善するのに、絶対に効果が出る生活習慣をお教えしましょう。それは、犬や猫のように四足歩行で生活することです。ただ、この方法は、常識ある人であれば、まず無理ですよね。

四足歩行は、重力からの影響を手足に分散させ、体重の負荷を脚だけに負わせることはありません。また、**血液を送り出す心臓と末端の手足の距離も近くなるため、筋ポンプ作用も働きやすい理想的な姿勢**なのです。しかも全身の筋肉を動かすので、体中の血流がよくなります。

しかし、残念ながらできない。ですから、別の人間らしい方法を実践していきましょう。

「寝て」行うセルフケア（30〜37ページ）は、らくらく行えるので運動嫌いな人でも続けやすいのはもちろん、重力の影響を減らしつつ、筋ポンプを動かすことができるので効果バツグンです。ほかのストレッチやマッサージ、呼吸法も効果がありますが、同時に、これから紹介する**日常生活のコツを実践すれば、数か月で症状に変化が出てくる**はずです。

「自分で治す」ための確実な一歩を今日から一緒に歩みましょう。

常に脚を少しでも高いところへ

立っているとき、歩いているとき、座っているとき、脚は常に体の下にあり重力の影響を受け続けています。1日のなかで前述した以外の体勢になっている時間は、寝ているときぐらいです。それならば、寝ている時間を最大限に生かしましょう。

簡単にできるのは、**横になるときに脚を高いところへ置く**ことです。クッションや折りたたんだバスタオルなどを脚の下に置き、**脚のリンパや血液が少しでも心臓へ戻りやすくする**のです。

このとき、クッションが高すぎるとひざが曲がってしまい、流れが止まってしまったり、ひざを悪くしてしまうことがあります。かかとが少し浮くぐらいの高さで十分です。

また、デスクワークなどで長時間座っていなければならないときは、**脚の下に台を置き、脚の運動に変化をつけます**。

ただし、高齢の人の場合は、腰痛の原因になることがあるので、姿勢をこまめに変えるように心がけたほうがいいでしょう。

脚を長時間動かさなければ、必ず血液やリンパ液は滞ってしまいます。できれば1時間おきに脚を台からおろして「足首ストレッチ」（40ページ）を行いましょう。

そのほか、テレビを見るときなど、家でくつろぐときには、イスに座るなら同じ高さのイスをもうひとつ用意して、そこに脚をのせる。寝ころんでいるときは、脚が心臓より高い位置になるように壁に脚を立てかける。それらのことを1時間おきに5分ほど行うのもいいですね。

体が重くても動くことをさぼらない

妊娠中や肥満などで体が重いと、動くのは本当に面倒ですよね。そんな人こそ、第1章のストレッチや体操を行ってほしいのですが、それだけでは体重を減らすことはできません。**重い体で静脈を圧迫している状態の人には、とにかく歩く習慣をつけてほしい**のです。

そこで、私がおすすめしているのは、**登山のときのように杖をついて歩くポールウォーキング**。ウォーキングがつらいという人も、ポールウォーキングならなるべく負担をかけずに体を動かすことができます。

また、水中を歩くアクアウォーキングもいいですね。最近は、スパッツのように足首まで隠せるフィットネス用の水着も手軽な価格で手に入るようになりました。

今まで人目を気にしてプールに行けなかった人も、これなら気兼ねなくプールに入れます。ひざの関節などが痛くて、歩けない人にもおすすめです。

足の皮膚を清潔にして傷つけないこと

女性は、ヒールや細身のブーツなど、足に合わない靴でもオシャレのために我慢して履くことがあると聞きますが、これは大変危険なことです。靴擦れや巻き爪などによる傷口は細菌の入り口になり、そこから入った細菌がリンパ管を通って静脈に感染を起こしてしまうことがあるからです。ひどい場合は、血栓ができてしまい治療に苦労することもあります。

特に、**糖尿病の患者さんやステロイドを飲んでいる方、栄養状態の悪い人は、感染症に弱いので要注意**です。足の指の間もしっかり洗い、拭くことを忘れずに！

シャワーより入浴で血流をよくしよう

むくみや脚のだるさを取るために入浴するという方は多いのではないでしょうか。**血行がよくなる入浴は、リンパのめぐりをよくして代謝をアップ**させます。また、水圧で筋ポンプを刺激することもできるので下肢静脈瘤にもよいのです。

入浴するときは、脚全体に均一に水圧がかかるように脚を伸ばして入り、もし、入りきらないのであれば、浴槽のフチに脚をかけます。脚を上げた体勢のまま、「血流促進マッサージ」（38ページ）をするのもいいですね。

さらに、翌日からも筋ポンプをしっかり動かせるように、**ふくらはぎの筋肉をもみほぐす**のも有効なセルフケアのひとつです。

ただし、下肢静脈瘤がある人が、入浴中に急に立ち上がると起立性低血圧でめまいがすることもあります。お風呂から出るときにはゆっくりと、というのを覚えておきましょう。

ポリフェノールを積極的に摂ろう

食生活に気をつけましょうと患者さんに言うと、「何を食べたらいいですか？」「何を食べたら治りますか？」と聞かれることがありますが、**残念ながら下肢静脈瘤やむくみに効果のある食べ物はありません。**むしろ、食べすぎや飲みすぎに気をつけましょう。

あえて言うなら、赤ワインやバナナ、リンゴ、ブドウ、ミカン、ブルーベリー、緑茶などに含まれるポリフェノールが、血管を強くして血流を促すといわれているぐらいです。おやつを食べるなら、それらのフルーツ、お酒を飲むなら赤ワインを適量というふうに、生活に取り入れてみてもいいかもしれません。

また、**高血圧や便秘も静脈瘤を悪化させる要因のひとつ**です。塩分を控えめにして、食物繊維の入った野菜をしっかり摂ることを心がけてください。キャベツは、ポリフェノールを含み、食物繊維も多いのでぴったりの食材です。

サポーターは逆効果！有効なのは弾性ストッキング

むくみに悩む人の中には、ドラッグストアなどで市販されている着圧ソックスなどを試したことがある人も多いでしょう。しかし、専門医があの靴下をすすめることは、まずありません。なぜなら、**病気の症状を改善するほどの圧力は、あの靴下にはない**からです。私たち医師がすすめるのは、**締め付ける力が合理的に設計された医療機関で購入する「弾性ストッキング（ハイソックス）」**です。

血流を改善する「弾性ストッキング」は、単純に脚を締め付けるのではなく、**足首に一番圧力がかかり、上へ向かうほど圧力は弱くなる段階的圧力構造**になっています。この構造が、**脚から心臓への血液の戻りをサポートし、下肢静脈瘤の発症を防ぐとともに、進行を抑える**のです。下肢静脈瘤だけでなくリンパ浮腫の治療、エコノミークラス症候群の予防などにも使われています。

デザインもヒザ下までのハイソックスだけでなく、太ももまで伸びるストッキングタイプ、お尻まで隠れるパンストタイプ、静脈瘤ができやすい妊婦さんも履けるマタニティータイプなど豊富です。

一方、圧力をかけることと締め付けることはイコールではありません。ひざや足首など一か所を部分的に圧迫することは、血流やリンパの流れによくないのです。例えば、**脚が痛いからと、ひざの関節にサポーターを巻いていると、下肢の血液の流れが悪くなり、下肢静脈瘤は悪化**してしまいます。まずは、弾性ストッキングを履き、それでもサポーターが必要であれば締め付ける力の弱いものをその上からつけるようにしましょう。

弾性ストッキングは日中こそ履くべき

テレビのコマーシャルなどで、眠るときに着圧ストッキングを履くことを推奨するものがありますが、考えてみてください。眠っているときは、脚は胴体と水平な状態になっており、血流は心臓へ戻りやすい状態になっています。重度の下肢静脈瘤の方の場合を除き、眠るときに履く必要はないのです。

基本的に弾性ストッキングは、昼間に履きます。朝、起きたときに履き、夜、お風呂に入るときに脱ぐとよいでしょう。**本書のストレッチをする場合に弾性ストッキングを履いて行うと、筋ポンプがより働くので効果がぐんとアップ**します。

ただし、手術で入院した患者さんには、術後、夜間も弱めの弾性ストッキングを履いてもらいます。それは、手術によりストレッチなどができないからです。

もちろん、暑い夏でも履き続けなければなりません。メーカーによっては、薄手タイプやつま先なしのタイプもあります。もし、かぶれた場合には医師の診察を受け、履く時間を短くしたり、一時やめたりしましょう。

弾性ストッキングは選び方が大切

「弾性ストッキング」は、基本的には、患者さんの病状やセルフケアの意欲に合わせて医師に処方してもらうか、医療機関などにいる弾性ストッキング・コンダクターの資格を持つ人に相談をして購入します。

弾性ストッキングのソムリエともいえるコンダクターは、選び方やサイズの判断、履き方の指導や取り扱い方、着用後の不具合や問題点などの相談ができ、適切なアドバイスをしてくれます。

選ぶときに大切なのは、サイズと圧迫圧です。だいたいのメーカーでS～Lサイズが用意されており、足首の太さや足のサイズに照らし合わせて見つけます。最初はきつすぎると感じて驚くと思いますが、ゆるいと効果がないのでサイズ表に合わせて購入しましょう。

圧迫圧は、静脈瘤の症状などによって異なるので、家族や友人が使っていたものを使いまわすことはできません。正しく選んで着用しなければ効果がないのです。1組約4000円程度で、毎日履くので数組用意したほうがいいでしょう。

残念ながら、がんの後遺症のリンパ浮腫以外保険はききません。

圧迫圧（mmHg）	病態例
20未満	血栓症の予防／静脈瘤の予防／ストリッピング手術後／他疾患による浮腫
20〜29	軽度静脈瘤／高齢者静脈瘤／小静脈瘤への硬化療法後
30〜39	静脈瘤／静脈血栓後遺症／硬化療法後／軽度リンパ浮腫
40〜49	高度浮腫／皮膚栄養障害のある静脈瘤／静脈血栓後遺症／リンパ浮腫
50以上	高度リンパ浮腫

病態例ごとに適した弾性ストッキングの圧迫圧

正しい履き方を専門家に学ぼう

弾性ストッキングは市販の着圧ストッキングをはるかにしのぐきつさなので、普通の靴下のようには履けません。**慣れれば30秒ほどで履けるようになりますが最初は時間も力も必要**で、中には腱鞘炎になってしまったという患者さんもいるほどです。**初めて履くときは、コンダクターや看護師から教わり、**後は本書の136ページの手順を参考に履いてください。

要は、ぐいぐいひっぱって履かないこと。ひっぱるとストッキングが弱くなり、脚に傷をつくるきっかけにもなってしまいます。

また、ゆるんできたストッキングは、2枚重ねにして使える場合もあります。肥満や高齢、妊娠中で腰が曲がらない人や、どうしてもうまく履けない人には、着用補助器具もあります。

弾性ストッキングの履き方

1

ストッキングの中に手を入れて、かかとを内側からつまむ

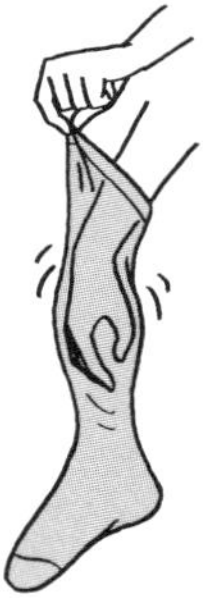

2

かかと部分を軽くつまんで、そのままストッキングを裏返す

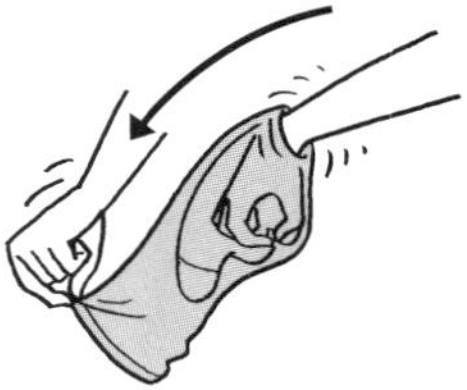

3

かかとを下側にして、両手で履き口を左右に広げる

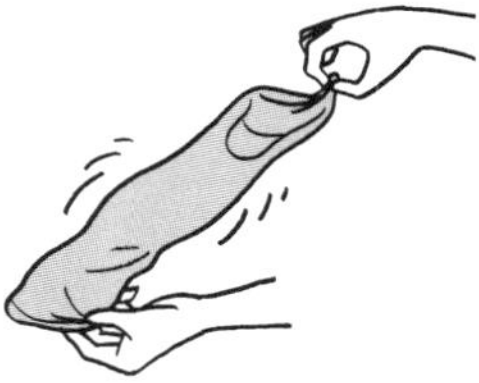

4

足先からかかとまでを入れ、ストッキングのかかとの部分と足のかかとを合わせる

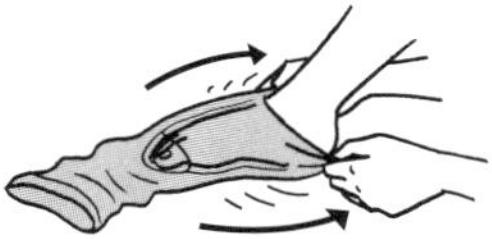

5

ふくらはぎからひざに向かって、ストッキングを引き上げる

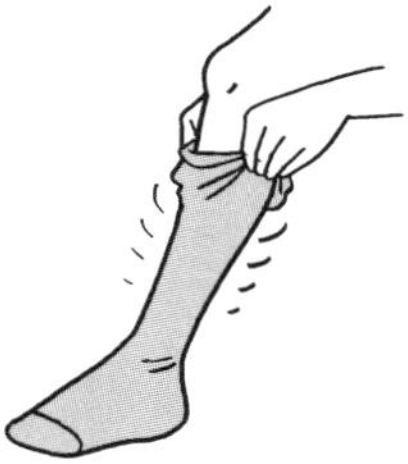

6

規定の長さまでしっかり引き上げ、しわができていないことを確認する

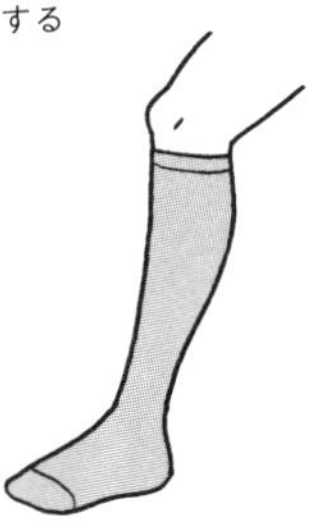

弾性ストッキングを履いてはいけない人もいる

弾性ストッキングの着用自体に副作用はありませんが、中には、履くことで逆効果になってしまう人もいます。例えば、脚に何らかの感染があったり、痛みのある潰瘍《かいよう》や外傷がある場合、弾性ストッキングを履くことで症状が悪化してしまうことがあるのでやめましょう。

また、重症の深部静脈血栓症や心臓病、また動脈の閉塞があるときも履いてはいけません。水虫の人や細菌性の静脈炎が起きている場合は、先に治療をして完治してから履くことをおすすめしています。

第6章

血管の専門医が教える注意すべき下肢静脈の病気

下肢静脈瘤が進行すると4人に1人に合併症が起きる

下肢静脈瘤の進行は、ゆっくりですが止まることはありません。そして、悪くなっていく過程でおよそ25％の確率で合併症を起こします。

最も多くみられる合併症は「色素沈着」。くるぶし付近の内側から肌の色が黒く沈着していきます。これは、静脈の圧が高くなって、血液成分のうち鉄分が肌表面ににじみ出てくるためです。靴下を履くと見えない部分ですし、**気づいても老化現象だと思い、そのまま放置してしまう場合があるので要注意**です。

「湿疹」によるかゆみも、下肢静脈瘤の合併症のひとつです。湿疹やうっ滞《たい》性《せい》皮膚《ひふ》炎《えん》という皮膚の変化が起きるために出る症状で、下肢静脈瘤の治療を行っていない場合、最初は皮膚科を受診する人が多いです。**ステロイド剤を塗ることで一時的には治りますが、静脈瘤を治療しない限り、湿疹が完治することはありません。**かいてしまうと湿疹はいっそうひどくなり、手の爪の細菌が傷口に入ってしまうと、ただれた状態になってしまいます。

ぶり返す症状に苦しんでいる場合、早急に血管外科を受診してください。

一般的に、「色素沈着」「湿疹」などを経て、何らかの原因で流れの悪くなった静脈はまれに詰まることもあります。

また、下肢静脈瘤が原因で「深部静脈《しんぶじょうみゃく》」に逆流が生じることはまずありませんが、下肢の筋肉内の「深部静脈」にも血栓ができて悩まされます。

この**血栓が血流にのって肺の動脈まで運ばれてくると、「肺塞栓症《はいそくせんしょう》」という病気になります。**実は、この病気の血栓の約9割以上は、脚にできた血栓だといわれています。生命の危険にもつながる病気なので、**病院で表在静脈《ひょうざいじょうみゃく》の検査を受ける際**

は、念のために一緒に深部静脈の状態も検査してもらいましょう。15分程度で終わり、痛みも感じない検査です。

下肢静脈瘤の最終段階であり、合併症の中で最も重症なのが「潰瘍《かいよう》」です。繰り返す血の逆流、静脈の拡張、静脈圧の上昇、リンパの流れが滞ること、感染などが原因で起こります。色素沈着した部分の中心が真っ赤にはれて痛みや発熱（蜂窩織炎《ほうかしきえん》）を伴う場合もあります。

発症してしまうと、痛みが24時間続くために日常生活が脅かされ、行動範囲も狭くなってしまいます。10日間、弾性包帯をしっかり巻き、脚を高くしたままにしておく処置ができれば症状は沈静化しますが、根本的な治療ではないので**以前の生活に戻ると再発してしまうケースが少なくありません。**

足首の付近に静脈瘤ができると、静脈内の圧は非常に高い状態になっています。

皮膚の薄い部分なので、**ケガやひっかき傷のせいで静脈が切れたり、潰瘍が破れてしまうと、噴水のようなひどい出血が起こります。**ただし、静脈瘤からの出血は静脈から流れ出るもので、静脈の圧力は弱いため、すぐに横になって出血部分を圧迫すれば、10分前後で出血は止まります。

ですが、出血したことに慌ててしまい、立ったまま動き回ると大出血になってしまうので、冷静な対応を心がけてください。

静脈瘤で色素沈着した部分は、次第に皮膚が硬くなり、広範囲になると**つるつるした萎縮《いしゅく》した皮膚になります。**このような状態になると皮膚の下のリンパの流れも悪くなるため、非常に感染に弱くなっています。

脚が真っ赤になって痛みや発熱、歩けなくなるほどの症状が出たときは、**皮膚の内部が細菌に感染してしまい「蜂窩織炎」**になっているということです。その場合は、最低でも1～2週間の入院と治療が必要になります。

いずれにしても、できるだけ早期に治療を開始することが望ましいのです。

一次性静脈瘤と間違えると危険！ほかの血管に異常がある二次性静脈瘤

第4章でも触れましたが、静脈瘤には、一見すると「表在静脈」に異常がある「一次性静脈瘤」のように見えて、実は、**ほかの血管に異常がある「二次性静脈瘤」という静脈瘤**があります。血管の専門医であれば、既往歴（過去にかかった病気）や症状から診断できますが、最終的な判断のために検査も行います。

では、異常のあるほかの血管とはどこなのでしょう。腫瘍《しゅよう》などのせいで骨盤内の静脈が圧迫されていたり、外傷が原因で動脈と静脈の異常なつながりができていたりなどケースはさまざまですが、**原因として多いのは「深部静脈血栓症《しんぶじょうみゃくけっせんしょう》」**です。

88ページでも説明しましたが、「深部静脈血栓症」は、脚の「深部静脈」が、何らかの原因で詰まった状態です。血液は「表在静脈」から「深部静脈」へ流れ、心臓へ戻っていきますが、「深部静脈」を通れないとなると「表在静脈」を通って心臓に戻るしかありません。

しかし、「深部静脈」が運ぶはずだった約90％という大量の血液がどっと流れ込んでくるため、「表在静脈」の血液量は通常の３～４倍になります。その結果、血管を膨らませ蛇行しながら血を運ぶことになり、この状態が一見すると「一次性静脈瘤」のように見えるのです。

深部静脈血栓ができる原因として最も多いのは、骨盤や股関節、ひざ関節など、脚付近の手術です。悪いところを手術で治そうとしているのに、その手術によって新たなトラブルの元が生まれてしまうというのは何とも酷な話なのですが、術中は静脈血が動かない状態が続くので、約40～50％の人に危険な血栓ができてしまうのです。

深部静脈血栓症を避けるためには、術中や術後に厳重な管理を行い、血栓症の疑いが生じたらすぐに対応する必要があります。

また、プロテインSやCの欠乏症や、流産を繰り返す抗カルジオリピン抗体保持者など、血液が固まりやすくなる病気がある人、避妊のために女性ホルモン（ピル）を服用している人も「深部静脈血栓症」が起きやすくなります。手術歴や薬の服用は、自分で分かっている人も多いと思います。「下肢静脈瘤」が見られ、「深部静脈血栓症」の可能性がある人は、診察の際にそのことを伝えるようにしましょう。

しびれや麻痺が「深部静脈血栓症」の目印

「深部静脈血栓症」の特徴は、痛みです。特にふくらはぎやそけい部など、血栓のできている部分が、足首を甲のほうに曲げたり、筋肉を締め付けたりすると痛みます。脚がむくみ、重症の場合は、赤紫から暗赤色に変色します。

また、静脈の流出口がふさがれるため、動脈にも影響が出ます。動脈の血液が脚に十分に届かなくなり、血液が不足し、**しびれや指先の痛み、関節運動の麻痺《まひ》が起きます。**最もひどい症状になると静脈壊死《じょうみゃくえし》（静脈が詰まり、その部分の組織や細胞が死ぬこと）の状態になります。

「深部静脈血栓症」の検査、治療とは

「深部静脈血栓症」が疑われる場合、**超音波検査の「カラードプラ検査」（血液の流れや逆流を画像で表示する方法）**で血栓の診断をしたり、**血液検査で行える「d-ダイマー測定」**で、**血栓の有無や重症度、経過などを調べます。**診断がついたら、血栓がすでに肺に入り込んでいないか（肺塞栓症）、血栓の先が飛びやすい状態（浮

遊血栓）になっていないかなど危険度を調べます。

脚に血栓が見つかった場合どうするのかというと、必ずしも治療が必要なわけではありません。**血栓があることが分かっても、「カラードプラ検査」で偶然見つかるような軽度であれば、放っておいても自然と溶けてしまうことが多い**のです。

しかし、広範囲に血栓がある場合や、静脈が完全に閉塞されてしまっている場合は、入院をして厳重な管理の下で治療をしなければいけません。

治療には、血が固まらなくなる薬「ヘパリン」を注射し、経口的に血の固まりを防ぐ薬「ワーファリン」などを投与します。ワーファリンの服用中は、吸収を阻害するビタミンKを多く含む納豆は摂取しないことが望ましいとされていますが、最近は納豆を食べても構わないXa因子阻害剤という薬も使われ始めました。

積極的に血栓を溶かす「t-PA」という薬もありますが、保険適用外です。

また、一時的に下大静脈《かだいじょうみゃく》（下半身からの血液を集めて心臓に流れ込む人体で一番太い静脈）に傘の骨の部分のようなフィルターを入れて、血栓が肺に流れるのを阻止する治療法やフィルターを入れてから骨盤や脚の血栓をバルーンカテーテル（先端が風船状になったカテーテル）で取ってしまう治療法もあります。

もし、血栓が肺に入り込んでしまった場合は、肺動脈にカテーテルを入れて吸い出す治療を行います。

退院後も、抗凝固剤（ワーファリンなど）を量を調節しながら年単位で長期間飲み続けることになります。むくみが必ず起こるので弾性ストッキングを着用して、むくみを軽くすることも大切です。

抗凝固剤を飲み続けていると、出血がさまざまな部位で起こりやすくなります。そのため、月1回程度の血液検査を続け、その間は妊娠もできません。高齢者は、眼底出血を起こしやすいので目の検査も受けるようにしましょう。

「深部静脈血栓症」は退院後も後遺症や合併症に注意が必要

「深部静脈血栓症」の代表的な合併症が、血栓が肺に入り込む「肺血栓塞栓症」です。**軽症なら問題はありませんが、小指大の血栓が肺動脈に詰まると心肺停止状態になってしまいます。**

このことは、医療関係者だけでなく本人もしっかり認識しておいてください。もし、血栓症を1回でも起こしたことがある人は、そういった危険があることを常に忘れないでください。

血栓が脚に残った場合、5～10年後に、脚に腫《は》れや皮膚変化、潰瘍、静脈瘤などが出現する「静脈血栓後遺症」で悩むことになります。そうならないためにも、**血**

流を少しでもよくするために弾性ストッキングを履き続けます。

また、「深部静脈血栓症」になり、高リスク群と診断された場合、薬を一生飲み続けるかが問題です。薬を飲み続ける必要がある患者さんがいる一方で、数年だけ薬を飲み、その後は薬をやめて「dｰダイマー測定」を数か月に1回受け、血液の固まりやすさをモニターしながら、数値が上がったらまた抗凝固薬を飲み始めるという患者さんもいます。

ほかにも、乗り物で長時間同じ姿勢をとらないようにするなど、高リスク群では、長期の予防や治療が必要です。一般の方にももちろん同様のことには気をつけてほしいのですが、高リスク群の方は気のゆるみが即、命にかかわることを忘れないでください。

主治医と相談しながら最良の人生を歩んでいくための選択をしていきましょう。

エコノミークラス症候群も「深部静脈血栓症」だった

手術以外にも「深部静脈血栓症」の原因になるものがあります。**寝たきりの状態や狭いところで長時間動けない状況が続くと、血液が固まりやすくなって「深部静脈血栓症」が起こり、それが死につながる**場合もあるのです。

2004年に起きた新潟県中越地震や16年に発生した熊本地震でも、自家用車の中で寝泊まりした人たちに同じような例が見られました。**「深部静脈血栓症」と「肺塞栓症」の症状（息苦しさ、呼吸困難、意識消失、死亡）が合わさった**と考えられます。

「エコノミークラス症候群」という呼び名のほうが、よく知られていますね。長距離の飛行機に乗った人が、目的地の空港に降り立ったら、突然呼吸困難に陥ったという例からつけられました。乾燥した狭い環境で長時間同じ姿勢をとるエコノミークラスでの移動は、下肢の「深部静脈血栓症」を引き起こす条件がすべてそろっています。

もちろん、震災時の例からも分かるように、飛行機の中だけではなく、6時間以上同じ体勢で座っていると発症するリスクが出てきます。

予防策としては、1時間に一度は歩くようにしたり、本書で紹介しているセルフケアを行って血流をよくすること。脱水を防ぐために、しっかり水分を摂ることも重要です。

加齢により血管が傷ついている可能性が高い**40歳以上の人、肥満、高血圧、高脂血症、糖尿病など生活習慣病を患っている人、下肢や腹部の手術を受けたことがあ**

る人は、エコノミークラス症候群になりやすいので、よく注意してください。

もし、発症してしまった場合は、応急処置として酸素吸入、抗凝血剤の投与をし、入院が必要です。

生まれつき血管に異常がある「先天性下肢静脈瘤」

「下肢静脈瘤」を発症する人の中には、生まれつき下肢静脈の弁がなかったり、少なかったりする人がいます。このように**先天的に血管の異常があって起こる場合を「先天性下肢静脈瘤」**といいます。

意外に多いのが、小さな動脈と静脈がつながっている「クリッペル・トレノネー・ウェーバー症候群」です。この場合、「下肢静脈瘤」ができると、アザができたり、脚が長くなる変化が見られます。腰の骨が曲がり、腰痛の原因にもなります。

「一次性下肢静脈瘤」は、大人になって発症する人がほとんどですが、「先天性下肢静脈瘤」の場合は、10代で発症するケースもあります。この場合は、治療が困難なケースがあり、弾性ストッキングを着用しながら経過観察をしていくケースもあります。

歩くと脚が重だるいのは下肢静脈瘤ではない可能性も

第4章で紹介した下肢静脈瘤の症状の中に、脚が疲れやすくなるというものがありましたが、歩いているときにふくらはぎが重だるくなるのは「間欠性跛行《かんけつせいはこう》」といいます。

この症状は「下肢静脈瘤」で起こることは少なく、動脈閉塞の症状ですが、最近では「脊柱管狭窄症《せきちゅうかんきょうさくしょう》」という病気によっても起きる例が増えています。歩いていると脚の外側が徐々に重だるくなり、痛みのために歩けなくなるのです。しばらく休んでいると痛みは楽になりますが、歩き出すとまた痛みがぶり返すというのが特徴です。

「脊柱管狭窄症」は、脊柱管という背骨（脊柱）の内側の管が狭くなり、その中を通っている神経（脊髄《せきずい》）が圧迫されて痛みを引き起こす病気です。腰をかがめて歩く人、歩く速度が遅い人で、脚の重だるさが気になる人は、整形外科を受診することをおすすめします。

ほかにも貧血の人やがん、呼吸障害のある人にも、脚を重だるく感じる症状があります。

第7章

下肢静脈瘤の治療法&頼れる医師の見つけ方

本当はこわくない！「下肢静脈瘤」の診察、治療

ここからは、セルフケアではなく、実際に医師の診察を受けたほうがいい人に向けて、病院での治療についてお話しします。

静脈瘤という言葉が日本で問題視されるようになったのは、1983年頃。当時の治療法は、手術で「伏在静脈《ふくざいじょうみゃく》」を全部引き抜くというものでした。想像するだけでぞっとしますよね。この「血管を引き抜く」という方法は、古い伝統のある手術で、19世紀頃から行われています。

しかし、心配はいりません。時代は大きく変わり、現在では同じように血管を引き抜く治療でも、**体の負担は最小限に抑えられ、場合によっては日帰りで行うことができる**ほどになっています。

このように、静脈瘤を取り巻く治療や手術はめまぐるしく進化しているのです。けれど、静脈瘤に気づいているのに、病院に行くことをためらって悪化させている患者さんの多くが、「治療や手術が怖かった」といいます。不安になる気持ちは理解できますが、受診したからといって、無理やり手術をすすめるようなことはありません。治療には、ほかにもさまざまな方法があります。**病院＝手術と考えるのではなく、病院は、専門家の正しい診断を受け、改善する方法を教えてくれる場所だと思ってください。**その方法を行うかどうかを最終的に決めるのはあなたです。

やたらと手術をすすめてきたり、手術を断ったら機嫌が悪くなるような医師なら別の医療機関にセカンドオピニオンをとったほうがいいでしょう。

人間は不思議なもので、不安や悩みが大きいほど悪いほうにばかり考えがいってしまいます。しかし、案ずるより産むがやすしです。私は、**治療できれいになった脚に感動して涙を流す患者さんをたくさん見てきました。**次は、あなたが喜びの声をあげる番です。

問診・視診・触診は、立った姿勢がポイント

少しでもみなさんの〝こわい〟という思い込みがなくなるように、早速、専門医がいる病院で行われている最新の治療法や手術について説明しましょう。

下肢静脈瘤やむくみで診察へいらっしゃった場合、医師は、まず問診を行います。**「いつからできているのか」「自覚症状はどんなものがあるのか」「出産や喫煙の経験はあるのか」「脚・ひざの関節の痛み」**などについて質問し、外傷や手術が原因になっていないかなどを診断。患者さんのこれまでの生活や過去の疾患なども頭に入れて視診に移ります。

視診のポイントは、立った状態の脚を検査することです。脚の全体が見えるよう

に靴下、ストッキング、ズボン、スカートを脱いで診察台の上に立ってもらい、静脈瘤の部位と広がりを確認します。このとき、母斑《ぼはん》といわれるアザがないか、左右の脚の長さに差がないかを見ておき、先天性の病気の可能性も除外します。

次に触診です。脚全体や静脈瘤を手で触り、痛みがないことも確認します。このとき、**静脈の「弁」が壊れている付近を圧迫しながら逆流を確かめる**場合もあります。私のように経験が長い医師なら、この時点でほとんどのことは分かります。

痛みはゼロ！　機械を使った検査

診察で分かったことを裏付けし、治療の指針をきちんと決めていくために機械を用いた検査も行います。どれも痛みはありませんので安心してください。6つの検査法を紹介しますが、すべてを行うわけではありません。

●急いで診断できる「超音波ドプラ検査」

静脈の音を聞いて診断に役立てる検査です。ミルキングといって、ふくらはぎにぎゅっと力を入れたときと脱力したときの両方で音を聞き、音が聞こえたら「弁」が壊れていることになります。この検査をする装置は、持ち運びができるので診断を急ぐときなどに便利です。

●逆流の有無を色で見る「カラードプラ検査」

現在、最もよく使われており、静脈瘤の診断には欠かせない超音波検査です。脚に機械をあてながら、脚全体の静脈を15～30分程度で調べることができ、「表在静脈《ひょうざいじょうみゃく》」の逆流、静脈瘤の広がり、立った状態のときの静脈瘤の最大の大きさ、「深部静脈《しんぶじょうみゃく》」の逆流、血栓の有無、穿通枝《せんつうし》の様子を色で表示します。

●血流、滞った血量を測る「容積脈波検査」

太ももやふくらはぎに測定のためのバンドを巻き、脚の静脈の流れの程度や血液の滞りの状態を数字で知ることができる検査です。脚の血液は、脚を上げると減り、立ち上がると充満し、足踏みすると充満から解放されていきます。それぞれの血液の容積の変化を正確に測り、数字で表示します。

●下肢静脈や静脈の画像を撮る「静脈造影」「ＣＴ」「ＭＲＩ」

「カラードプラ検査」では分からない部分も見なければいけないとき、静脈にほかの病気が潜んでいる可能性があるときは、造影剤を使って、下肢静脈のＸ線写真を撮ります。

ただし、「超音波ドプラ検査」「カラードプラ検査」「容積脈波検査」でだいたいのことは分かります。この検査を行うことはあまりありません。

さらに立体的な全体の画像が必要なときは「ＣＴ検査」「ＭＲＩ検査」も行います。一般的には、静脈瘤ではあまり行いませんが、患者さんに分かりやすく説明できる点が便利です。

注射をするだけで負担の少ない「硬化療法」

静脈の中に薬剤を注射して、静脈をふさぐことで瘤《こぶ》をつぶす「**硬化療法**《こうかりょうほう》」。かつては硬化剤を液状のまま注入していましたが、2000年以降は、硬化剤に空気を混ぜて泡状にして注入する方法（フォーム硬化療法）が主流になってきています。

ふさがった静脈が硬いしこりのようになることが名前の由来で、しこりは、**治療後、半年ほどで自然となくなります。**

麻酔をしたり入院したりする必要もなく、繰り返し行えるのは利点です。1回の治療ではつぶしきれなかった静脈瘤や残っている静脈瘤があっても、再度トライすることができるからです。**体への負担が少ないので、年配の方や狭心症、心筋梗塞などの合併症がある人でも行うことができます。**

ただし、つぶれたあとに再び血液が溜まってしまうと血栓ができて痛みが出ます。歩いても静脈が目立たない状態になるまで、治療後は、弾性ストッキングや弾性包帯などを着用します。

1991年頃に、この治療法がマスコミなどで取り上げられたときは、手軽さを知った患者さんが一気に病院へ殺到し、下肢静脈瘤の患者さんが日本に1000万人以上いるということが分かるきっかけになりました。

しかし、すべての下肢静脈瘤に適しているかといえば、そうではありません。**網《あみ》目《め》状静脈瘤《じょうじょうみゃくりゅう》、分枝静脈瘤《ぶんしじょうみゃくりゅう》、クモの巣《す》状静脈瘤《じょうじょうみゃくりゅう》、軽度の伏在静脈瘤《ふくざいじょうみゃくりゅう》、手術後に再発した静脈瘤などには適しています**が、手の指くらいの太さの伏在静脈瘤や、かなり進行した下肢静脈瘤の人には適していません。また、肺血栓塞栓症やエコノミークラス症候群と診察されたことがある人には、絶対に行うことはありません。

日帰り手術も可能！ 血管内を焼いて塞ぐ「レーザー治療・高周波治療」

皮膚の上から超音波（エコー）で静脈を見ながら、**細い管（カテーテル）を血管内に入れて、内側から悪くなった静脈を焼いて塞《ふさ》ぐ治療**で、レーザーを使う方法と高周波（ラジオ波）の2種類があります。局所麻酔と軽い静脈麻酔の併用で治療ができ、手術時間も30分程度で日帰りも可能なことから、外科治療の主流となっています。**２０１１年からは保険も適応**になりました。

治療後の痛みはほとんどなく、必要なのはカテーテルを通す小さい穴だけなので、傷跡もほとんど残りません。**帰宅後は、すぐに日常生活を送ることができます。**

術後の経過は良好なケースが多いのですが、技術が必要なので専門医の元で治療を行うのが望ましいでしょう。

ただし、「硬化療法」と同じく、これまでに深部静脈血栓症、肺血栓塞栓症などと診断されたことがある人は新たな血栓が誘発される可能性が高いので、基本的にはこの治療を受けることができません。

血管を引き抜く「ストリッピング手術」

弁が壊れて働きが悪くなった静脈をストリッパーというワイヤーを使って引き抜く「ストリッピング手術」。主に伏在型静脈の治療に行われます。100年以上前から行われている治療法ですが、20~30年前からは、以前に比べて引き抜く静脈の範囲が一部になり、特殊な局所麻酔や神経ブロック麻酔を使うことで、日帰りで行える医療機関も増えてきています。入院するとしても、1~2日でしょう。

静脈を抜くというと体の負担が気になるかもしれませんが、静脈を抜いた後の痛みはほとんどありません。**切開した傷の痛みはしばらく続きますが、1週間ほど鎮痛剤を服用する程度。**デスクワークなら、退院後すぐに仕事復帰もできるほどです。

また、合併症を防ぎ手術後のむくみを予防するために、2〜3か月間は弾性ストッキングを着用することになります。

血管を縛り逆流を止める「静脈結紮術」

脚のつけ根の皮膚の一部を切開して、逆流している静脈を縛《しば》り（結紮《けっさつ》）、逆流を防止する治療法。逆流がなくなると下肢静脈瘤は、数か月かけて徐々に小さくなり、後日、「硬化療法」を追加すれば消失することも可能です。「静脈結紮術」は、再発することも多いといわれており、その際にも「硬化療法」は有効です。

局所麻酔をかけて数センチ切るだけなので、治療自体は15分程度。外来診察で行うことができます。伏在静脈を縛ることが多く、縛る数が多いほど効果がありますうが、数が多いほど負担も大きくなるため、3か所ぐらいを結ぶことが多いです。

すぐに治療できない下肢静脈瘤はセルフケアで進行を抑えよう

下肢静脈瘤の治療は、基本的には体の負担が少なく年配の方でも行うことができます。しかし、月経不順や子宮内膜症、子宮筋腫、乳がんなどの治療に使われるホルモン剤（ピルを含む）、関節リウマチや膠原病《こうげんびょう》の治療で使用されるステロイド剤を服用している場合は、静脈に血栓ができやすくなっているため、服用をやめて1か月以上経ってから行います。

ステロイド剤は、軟膏を塗っている程度であれば問題ありません。

また、妊娠中の人も出産が終わるまで待たなければならず、動脈硬化症で脚の血流が悪くなっている人、寝たきりの人、重度の感染症のある人も治療が受けられない場合があります。

治療ができないとしても、放置しておくだけでは症状は進行していきます。該当する人は、医師に相談したうえで本書で紹介しているストレッチや体操でこまめに脚を動かし、呼吸法やマッサージも1日1回は行うようにしてください。

どんな治療も再発する可能性あり セルフケアで再発予防を！

下肢静脈瘤の種類と治療の相性、医師の技量にかかわらず、下肢静脈瘤は再発したり新たに発症する場合があります。きちんと治療をすれば、数か月でまたできるようなことはありませんが、下肢静脈瘤は、生活環境が大きく関わる病気です。今

ある下肢静脈瘤を治しても、予防するような生活をしなければ新たな静脈瘤ができてしまいます。

瘤をまた作らないためには、治療前と生活を変えなければなりません。歩ける範囲の移動は、乗り物を使わずウォーキングタイムにしたり、脂っこい食事は回数を減らすなど、できることから始めましょう。

そして、治療の経過を良好にし、再発防止にも効果があるのが本書のセルフケアです。**毎日続けて筋ポンプや呼吸ポンプを鍛えましょう。**併せて、第5章の日常生活のヒントを取り入れるのもいいですね。

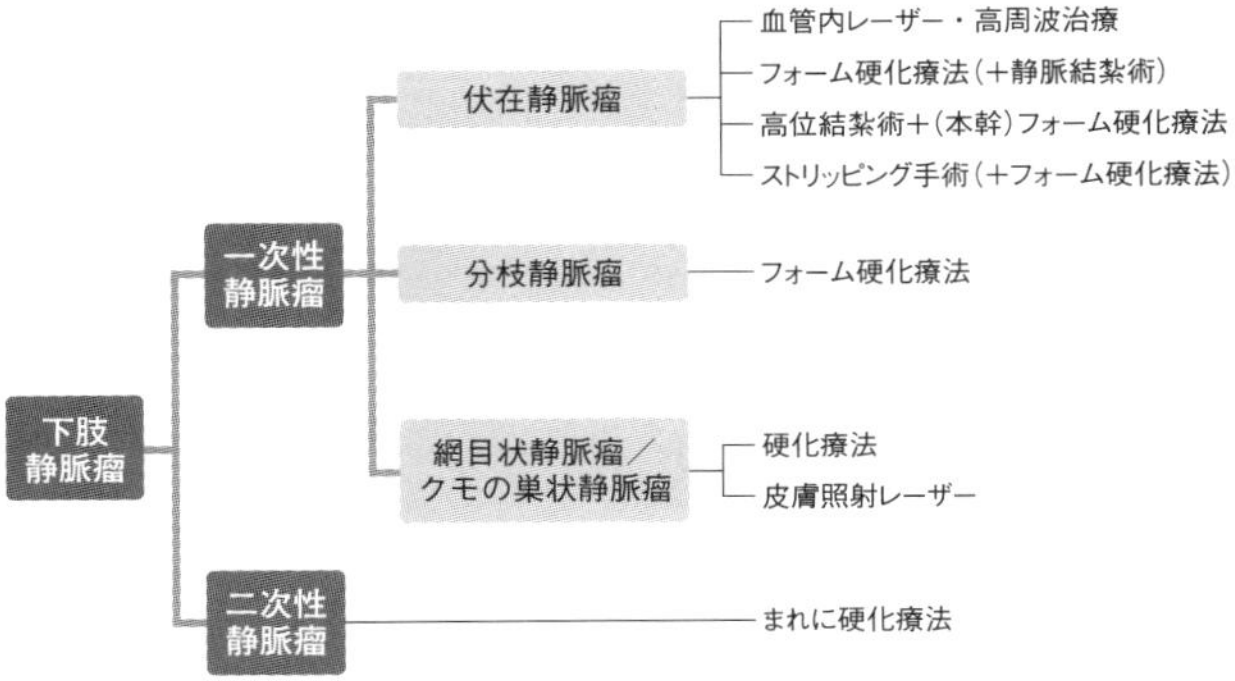

下肢静脈瘤の治療の選択肢

失敗しない医師の選び方とは

脚に異変を感じたとき、多くの人は、かかりつけの内科へ行くのではないでしょうか。しかし、消化器系や呼吸器系などを得意としているような内科には、むくみや下肢静脈瘤の知識や経験が多い医師は、あまりいないのが実情です。

また、妊娠中に静脈瘤ができた場合や下肢静脈瘤の原因が骨盤内にあり、月経時に痛みなどを感じた患者さんが、産婦人科へ行ったものの、正しい診断を受けられなかったという話もよく聞きます。

下肢静脈瘤は、伝統的に「外科」が扱ってきました。形成外科や皮膚科でも診察を行っていますが、**最も多くの症例を経験しているのは、血管外科や心臓血管外科**です。

しかし、すべての血管外科医や心臓血管外科医が専門的な治療を行えるかといえば、そうではありません。現在、下肢静脈瘤専門医という資格は認められておらず、誰でも看板さえ掲げれば専門クリニックだと名乗ることができる状態にあり、各自がどの程度、知識や経験があるのかは分かりません。

私の元へは、下肢静脈瘤に悩む全国の方から相談のメールが来ますが、アドバイスはできても実際に脚を見て診察をしなければ、診断はできません。そんなときに紹介しているのは、私も籍を置いている**「下肢静脈瘤血管内焼灼術実施・管理委員会」**や**「日本脈管学会」の医師**です。

前者は、下肢静脈瘤の治療法のひとつであるレーザー治療に関して最も新しくて正しい知識と技術をもつ医師たち。後者は、分野や科目を超えて、ともに脈管系の研究に取り組み、情報交換を行っている勉強熱心な医師たちです。全国各地にいるので、あなたが通いやすい場所にいる医師を探してみてください。

下肢静脈瘤の診断をしてほしい場合

一般社団法人日本脈管学会
脈管専門医一覧

http://j-ca.org/wp/specialist/namelist/

レーザー治療を検討している場合

下肢静脈瘤血管内焼灼術実施・管理委員会
実施医・指導医・実施施設一覧

http://www.jevlt.org/ja/application/beadroll.html

＊問い合わせ多数の場合、対応することが難しいため、電話番号の掲載はしておりません。各ページをご覧いただくと、病院の所在地や医師の名前などが検索できます。インターネットを利用できる環境にない方は、お手数ですが身近でインターネットを利用できる方に協力をお願いしてください。

第8章

下肢静脈瘤・むくみを克服した患者さんの喜びの声

10年前にエコノミークラス症候群を発症！再発予防のため家事中も脚を動かしています

女性・70代・主婦

10年前、デスクワークが続いたせいか、エコノミークラス症候群になりました。ある日、左脚に腫《は》れを感じたと思ったら、日に日にひどくなり、たった数日で曲げることができないほど脚の付け根から指先までがパンパンに膨れあがったんです。血管外科を受診したら、血栓ができていると言われて即入院。5日間の入院になりました。しかし、当時の病院は、担当医師が次々変わり、退院後の指示もあいまいで、再発の話など一切してもらえずあやふやなまま治療が終わりました。

その後、何もしないまま月日が過ぎ、東日本大震災後に、左足首にかゆみを感じ再発したのかと怖くなりました。岩井先生の診断によると、新しい血栓はできていませんでしたが、広範囲に古い血栓の跡があり、血液が逆流しているとのこと。そのときから、弾性ストッキングの着用とワーファリンの服用を今まで続けています。

先生からは、こまめに脚を動かしなさいと言われているので、家にいるときは長時間同じ体勢で座り続けることはせず、座っているときも「足首ストレッチ」（40ページ）を行ったり、家事の最中には足踏みをしたり、1週間に1回は、近くのジムへ体を動かしに出かけています。

エコノミークラス症候群になる前も、たまに「脚が太ったかな？」と思ったことが何度かありました。もしかすると、そのときに岩井先生に教えてもらったような「足首ストレッチ」を仕事中に行ったり、しっかり歩いて血流をよくしていたら、発症しなかったのかもしれません。

時間は巻き戻せませんが、せめて、これからは再発をしないように、先生の治療に加えてセルフケアもきちんと続けていきたいと思っています。

父親と同じ下肢静脈瘤の症状が年々進行 レーザー治療と硬化療法で気分スッキリ

女性・50代・主婦

父親も下肢静脈瘤を患っており、約10年前、こむら返りや目に見えるボコボコで、自分も同じ病気だと気づきました。当時は仕事を休みづらく病院に行かないまま7年が経過。左足のひざの内側には、年々大きくなっていった目立つボコボコがあり、午後になると脚が重だるくなり、くるぶしには赤紫の斑点ができていました。

職場の制服は、ひざ丈のスカートだったのですが、色の薄いストッキングだと静脈瘤や斑点が目立つので、許可をもらって色の濃いストッキングを履き、市販の着圧ソックスも試しましたが、効果は感じられませんでした。

2年前、退職したのをきっかけに病院へ行くと、なんと静脈瘤だけでなく血栓もあることが判明。血栓がなくなるまで静脈瘤の治療はできず、まずはワーファリンを服用し、弾性ストッキングを履き、約8か月かけて血栓を溶かしました。

下肢静脈瘤は、その翌月に日帰りでレーザー治療を行いました。痛みもなく、こんなに簡単なら、もっと早く、治療をすればよかったです。レーザー治療で消し切れなかった静脈瘤は、後日、硬化療法で治療しました。その後、約1年で弾性ストッキングもやめていいと言われました。今は、週に4~5日、約40分のウォーキングを習慣にしています。

手術後はすぐに、こむら返りも脚のだるさもなくなりました。実は、自分では気づいていなかったのですが、手術前は脚がむくんでいたらしく、術後は、靴下のゴムの跡がすぐに消えるようになり、脚も細くなりました。

気持ちも晴れやかになり、ずっと避けていたスカートを履いて出かけたり、オシャレも楽しめるようになりました。

左右の脚の太さの違いに気づき診察へ
2か月間の服薬、弾性ストッキングで経過は順調

女性・70代・主婦

脚の異変に気づいたきっかけは、巻き爪でした。気になって脚をよく見るようになり、左右のふくらはぎの太さがまったく違うことに疑問をもったんです。

岩井先生に診ていただき、骨盤内の静脈に何らかの圧迫の所見があり「深部静脈血栓症」の疑いということで治療をはじめました。ふくらはぎの太さが違うのは、血栓のせいで静脈の圧が上がってむくんでいるからということです。身近に「肺血栓塞栓症」で亡くなった方がいたので、病名を聞いたときはショックでしたね。

先生は、血液をサラサラにする薬（バイアスピリン）の服用と弾性ストッキング

を処方してくださいました。弾性ストッキングは、ひざ下タイプですが、最初は履くのが大変で、毎日30分ぐらいかかっていました。でも、履いてしまえば、脚が軽く感じられてすごく気持ちいいんです。寝るとき以外は常に履いていますが、今では「脱ぎたくない！」と思うほどです。

最初の診察から約2か月。先日の診察では「あったかもしれない血栓は溶けてきている」と言われ、ふくらはぎのむくみが取れて太さが左右一緒になっていました。これからもまだしばらくは、服薬と弾性ストッキングの着用は続きますが、苦になることではないので気になりません。

もともと、体型は太め（157センチ、60キロ強）でしたが、週2回でジムに通い運動もしていたので血栓ができていたことに驚きました。痛みなどの自覚症状もなく、もし巻き爪にならなかったら気づかずに悪化させていたと思うととても怖いです。早めにケアできて本当によかったです。

赤ちゃんのように膨らんだ脚の原因は、薬の副作用かと思いきや深部静脈血栓症だった

女性・70代・主婦

腰や脚が痛む腰《よう》部《ぶ》脊《せき》柱《ちゅう》管《かん》狭《きょう》窄《さく》症《しょう》の治療で整形外科に通っていたのですが、ある日、気がついたら太ももから足先まで両脚ともかなり膨らんでいたんです。そのときは、薬の副作用かなと思い「赤ちゃんの脚みたいでかわいいわね」なんて、家族とのんびり話していました。

ですが、整形外科医に確認したところ薬の副作用ではないことが分かり、岩井先生に診てもらいました。初診で「血栓があります」と言われたときは驚きました。痛みもなく、気がついたらできていたような症状なので、大したこともなくすぐに治ると思っていたのに、現実はそう甘くはありませんでした。

その日からワーファリンを服用。2年前から、薬はバイアスピリンに切り替わりましたが、弾性ストッキングは続けて履いています。すぐに着用しなくてよくなると思っていた弾性ストッキングも3足目。最初は、脱ぐのも大変で家族に手伝ってもらっていましたが、今は慣れました。

ほかにも体重を落とすために、週2回は病院が開催している「体操クリニック」に参加しています。そこで、自転車こぎや筋トレも行っていますが、腰部脊柱管狭窄症も治ってはいないのであまりハードな運動はできません。そんなときも、先生に教えてもらった「足首ストレッチ」（40ページ）はいいですね。効果的にふくらはぎを動かすことができるうえにつらくないので、1日に何回か行っています。

先日の診察では、経過は良好と先生にお墨付きをもらい、むくんでいた脚の太さも左右差がなくなってきました。でも、弾性ストッキングは、冬は暖かいし、今はまったく苦ではないので、再発防止のためにも履き続けたいと思っています。

リンパ浮腫でズボンも履けないほど脚がパンパンに！弾性包帯とセルフケアで快方に向かっています

女性・50代・自営業

3年前のことです。右足の股関節の手術を受けたのですが、1週間後、左足の甲にわずかな腫れを感じました。術後の疲れのせいかなと思い、放っておいたら3週間後には、太ももから足の指先まで、熱をもって赤くパンパンに腫れたのです。ふくらはぎは両手で輪を作っても届かないほど太くなり、触ってみると石のようにカチカチ。今まで履いていたズボン類はすべて履けず、靴もスリッパやサンダルに入らないほどでした。

手術を受けた整形外科に岩井先生を紹介してもらい、「遅発性リンパ浮腫（原発性）」と判明。手術は関係なかったようです。治療は、薬は服用せず、弾性ストッキングよりも圧力が強い弾性包帯（圧力をかけるように包帯を巻くこと）とリンパドレナージを毎日自分で行っています。先生には、手術という選択肢もあると言われましたが、私は時間がかかっても「自力」で治したいと思い断りました。

また、もともと体育大学出身でじっとしているのが苦手な性格もあり、ひまさえあればマッサージやストレッチをしています。接客業をしており、立ち仕事なんですが、お客さんのいないときに、こまめに屈伸をしたり、「血流促進マッサージ」（38ページ）、「足先ぐるぐる体操」（42ページ）をしています。先生からは、足を清潔にして水虫菌などの感染を防止することも大事だと教わりました。そのおかげもあってか、左右のふくらはぎの太さの差が1.5センチまでになり、カチカチだった太ももにも、以前のような自然な弾力が戻ってきました。

今後は、ふくらはぎから下の部分も柔らかくなるようにセルフケアを続け、左右の太さの差を0.5センチ以内にするのが目標。自分で治すことができると信じてがんばります！

おわりに

パンパンにむくんだ脚、ボコボコと模様のように脚に浮き出る瘤。本書を手に取ってくださった方は、そんな症状に悩まされて「とんでもないことになってしまった！」「もう何もなかったころには戻れない」と動揺し、落ち込んでいたかもしれません。足のだるさや痛みを苦痛に感じるのはもちろん、見た目の悪さもあなたの気持ちを憂鬱にさせていたことと思います。

しかし、最後まで読んでくださったみなさんには、**下肢静脈瘤もむくみも早い段階であれば自分でケアでき、予防できる**ということが納得いただけたでしょう。

また、もし病院へ行くことになったとしても、治療は決してこわくて痛いものではないということが分かったと思います。

私が本書でセルフケアの大切さをお伝えしたのには、実体験に基づく理由があります。

血管外科医として、長年、多くの患者さんを診てきました。**手術を担当したのは7000例を下りません。**その中には、**もっと早い段階でセルフケアをしていれば投薬や手術を避けられた患者さんがたくさん**いました。

日常の中で、もう少しだけ自分の脚の変化に注意を向け、体を動かすことを習慣にしていれば、発症も悪化も自分で防ぐことができたかもしれないのです。

私のモットーは、〝筋肉が生きる姿勢を変える〟という言葉です。私自身も健康のために日々ちょっとした運動をすることを心がけており、寝起きに布団の上で、通勤中の電車で、仕事でパソコンに向かっているときなどに、第1章のストレッチを行っています。ほかにも、年に1回皇居マラソンに出ることや日本百名山に登ることをあえて趣味にしています。この2つは、体を動かすという意味だけでなく、大きな目標を持つことが日々の生活を節制することにも役立っています。

また、本書を読んで初めて知ることに驚いた方もいたかもしれませんね。例えば、歯周病や白癬菌《はくせんきん》が、下肢静脈瘤やむくみを悪化させる要因になっているとは思いもしなかったのではないでしょうか。実は、これらの事実は私が発見し、患者さんには必ずお伝えしている大切なことなのです。

口と脚は、体の部位としては離れていますが、リンパ管や血管はつながっています。脚の状態を健康にするということは、全身を健康にするということにつながります。**本書のセルフケアを続けることで、ぜひ脚だけでなく全身の不調も改善していただきたい**と思っています。

最後にもう一度言わせてください。下肢静脈瘤やむくみは、放置してはいけない症状ですが、決しておそれる必要はありません。

①ストレッチや体操などで脚の筋ポンプを動かす
②深呼吸をして呼吸ポンプを動かす

③マッサージをして水分や血液の流れを促す
④肥満や運動不足に気をつける
⑤自分で症状を判断できない場合は病院へ行く

これらのことを心がけていれば、あなたの脚の状態は変わっていき、気持ちも前向きになっていきます。
「高齢だから」などということは、下肢静脈瘤やむくみの悪化を放置する言い訳にはなりません。まだまだ、これから始まっていくあなたの幸せな毎日のために、本書が少しでも役立てば幸いです。

慶友会つくば血管センター　センター長　岩井武尚

[著者紹介]

岩井武尚（いわい たけひさ）

慶友会つくば血管センター センター長。1942年、東京生まれ。東京医科歯科大学医学部卒業後、73年からアメリカに留学。ニューヨーク大学関連病院、サンフランシスコカリフォルニア大学病院で血管外科の分野を学ぶ。帰国後、まだ専門として認められていなかった血管外科を臨床、研究の面から専門分野として認められるように尽力。99年、東京医科歯科大学外科教授、血管外科診療科長。2007年3月、同大学大学院教授を経て退職。2007年4月、つくば血管センター センター長に就任し、現在に至る。認定NPO法人バージャー病研究所 所長、東京医科歯科大学名誉教授、お茶の水血管外科クリニック顧問、日本静脈学会理事長、日本血管外科学会名誉会員、日本脈管学会特別会員。

皇居マラソンに出ることや日本百名山に登ることを長年の趣味としている。健康のために日々ちょっとした運動をすることを心がけており、“筋肉が生きる姿勢を変える”がモットー。

慶友会つくば血管センター

http://www.keiyu.or.jp/vascular.html

〒302-0118　茨城県守谷市立沢980-1 守谷慶友病院内

☎0297-47-9955　受付時間 9:00～17:00（水・日・祝 除く）

[STAFF]

デザイン　　轡田昭彦＋坪井朋子

撮影　　山上 忠

DTP　　八重洲PRセンター

モデル　　矢原里夏（スペースクラフト）

ヘアメイク　　平塚美由紀

イラスト　　中村知史

編集協力　　浜田 彩、出雲安見子

下《か》肢《し》静《じょう》脈《みゃく》瘤《りゅう》・むくみは自分で治せる!

2016年12月6日　第1刷発行

著者　岩井武尚
発行人　鈴木昌子
編集人　南條達也
編集長　小松一彦
発行所　株式会社 学研プラス
〒141-8415　東京都品川区西五反田2-11-8
印刷所　中央精版印刷株式会社

この本に関する各種のお問い合わせ

［電話の場合］ • 編集内容については　TEL03-6431-1539（編集部直通）
• 在庫、不良品（落丁、乱丁）については　TEL03-6431-1250（販売部直通）
［文書の場合］ 〒141-8418　東京都品川区西五反田2-11-8
学研お客様センター『下肢静脈瘤・むくみは自分で治せる！』係
この本以外の学研商品に関するお問い合わせは　TEL03-6431-1002（学研お客様センター）

学研の書籍・雑誌についての新刊情報・詳細情報は、下記をご覧ください。
学研出版サイト　http://hon.gakken.jp/